NADINE STEGELMEIER
JULIANE DANIEL

MARIAS heilige Kräuter

Mit Marienpflanzen durch das Jahr

NADINE STEGELMEIER
JULIANE DANIEL

MARIAS heilige Kräuter

Mit Marienpflanzen durch das Jahr

camino.

Haftungsausschluss
Die veröffentlichten Ratschläge wurden mit größter Sorgfalt überdacht, dennoch kann keine Garantie für etwaige Unfälle bei der Ausführung übernommen werden. Ebenso ist eine Haftung der Verfasser sowie des Verlages für Personen-, Sach- oder Vermögensschäden ausgeschlossen.

1. Auflage 2023

Ein camino.-Buch aus der

Aquarelle: Nathalie Wolff, Paris
Fotos: Ralf Stegelmeier
Gesamtgestaltung und Satz: Finken & Bumiller, Stuttgart
Hersteller gemäß ProdSG:
Druck und Bindung: Finidr s.r.o.,
Lípová 1965, 73701 Český Těšín, Tschechische Republik
Verlag: Verlag Katholisches Bibelwerk GmbH
Silberburgstraße 121, 70176 Stuttgart

www.bibelwerkverlag.de
ISBN 978-3-96157-192-5

Inhalt

NADINE STEGELMEIER

Mit Marienbräuchen durch das Jahr ___ 7

Hinführung ___ 7

Marienverehrung ___ 11

Marienfeste ___ 15

Bräuche, Rituale und Mythen in der Vergangenheit ___ 18

Marienfeste im Jahreslauf – Historischer Abriss und umgebende Bräuche ___ 27

Ist Marienbrauchtum noch zeitgerecht? ___ 96

JULIANE DANIEL

Marias heilige Kräuter ___ 98

Akelei ___ 100

Veilchen ___ 105

Weiße Lilie ___ 109

Deutsche Schwertlilie ___ 112

Echte Pfingstrose ___ 116

Gänseblümchen ___ 120

Walderdbeere ___ 126

Apfel — 131
Großes Springkraut — 136
Waldmeister — 141
Eisenkraut — 146
Haselstrauch — 150
Gundermann — 151
Schafgarbe — 156
Wilde Möhre — 161
Kamille — 165
Frauenmantel — 168
Mädesüß — 173
Hundsrose — 176
Waldengelwurz — 180
Echtes Johanniskraut — 184
Goldrute — 188
Königskerze — 191
Baldrian — 194
Liebstöckel — 199
Beifuß — 202
Rainfarn — 207
Holunder — 211
Gewöhnlicher Wurmfarn — 215
Tollkirsche — 219

Literatur zum Teil von Nadine Stegelmeier — 222
Literatur zum Teil von Dr. Juliane Daniel — 224

NADINE STEGELMEIER

Mit Marienbräuchen durch das Jahr

Hinführung

Mit großer und großartiger Selbstverständlichkeit stand einst die Religion im Lebensmittelpunkt der Menschen. Wie die Dome über das Land ragten, so beherrschte das Kirchenjahr mit seinen Höhepunkten vom Advent bis zum Ewigkeitssonntag (Totensonntag) den Lebens- und Schaffenskreis der Menschen.

—— Vieles im Fühlen und Denken der Menschen hat sich verändert. Alte, von Magie und Mystik geprägte Vorstellungen sind neuzeitlichen, von rationalem Geist bestimmten Anschauungen gewichen, auch auf dem Land, wo sich Bräuche und Rituale oft noch länger halten, als in der urbanen Gesellschaft. Der Mensch hat weitgehend verlernt, mit dem Rhythmus der Natur zu leben. Ohne die dringende Notwendigkeit dazu, geriet ein großer Teil des alten Wissensschatzes, zum Beispiel das Gespür dafür, das Leben nach dem Rhythmus der

Jahreszeiten auszurichten, oder die Kenntnis rund um die Heil- und Kräuterkunde in Vergessenheit.

Einst waren in unserer Kultur eine Fülle von Riten, Mythen und Bräuchen lebendig, die ihre Wurzeln in teilweise vorchristlicher Zeit, oder aber auch christlich-religiöse Ursprungsfaktoren haben. Manches davon verlor sich im Laufe der Zeit, da man keinen Sinn mehr in der aktiven Ausübung sah. Anderes ist nur noch aus alten Büchern und Aufzeichnungen bekannt. Manche Bräuche sind jedoch auch heute noch fester Bestandteil bestimmter Tage und untrennbar mit deren Feiergestaltung verbunden. Sie haben überlebt und sind lebendig gehalten worden, weil sie in Riten oder in religiöse Rituale eingebunden waren und von Generation zu Generation, auch in Form von Sagen und Mythen, weitergegeben wurden.

Oftmals befinden wir uns in einem Strudel aus Lärm, Hektik und kurzlebigen Vergnügungen, einem Wechselspiel aus Profit und Konsum, Terminen und Verpflichtungen. Die Zeit rast dahin, gerade hat das neue Jahr begonnen, schon ist es Frühling, bald steht der Sommer vor der Tür und dann dauert es nicht mehr lange bis zum ersten Schnee. Viel an Heimeligkeit und Seelenruhe ist während dieser Raserei auf der Strecke geblieben. Trotz allem äußeren Komfort, den unsere aktuelle Zeit bietet, wird die innere Leere immer größer und mit ihr die Sehnsucht nach Beständigkeit und Gemeinschaft. Je größer diese gefühlten Extreme und Spannungszustände unseres Alltags werden, je schnelllebiger die Zeit allgemein wird, desto stärker wächst jedoch bei vielen Menschen wieder die Sehnsucht nach Ruhe und die leise Ahnung, dass etwas im Leben fehlt, obwohl auf den ersten Blick alles im Überfluss vorhanden ist. In immer mehr Menschen erwacht die Sehnsucht nach den alten Überlieferungen wieder, nach dem Althergebrachten allgemein, nach dem Ursprünglichen und nach einer tieferen Verbindung zur Natur.

Vieles davon lässt sich in den Bräuchen rund um die Marienverehrung finden und auch in der Praxis anwenden.

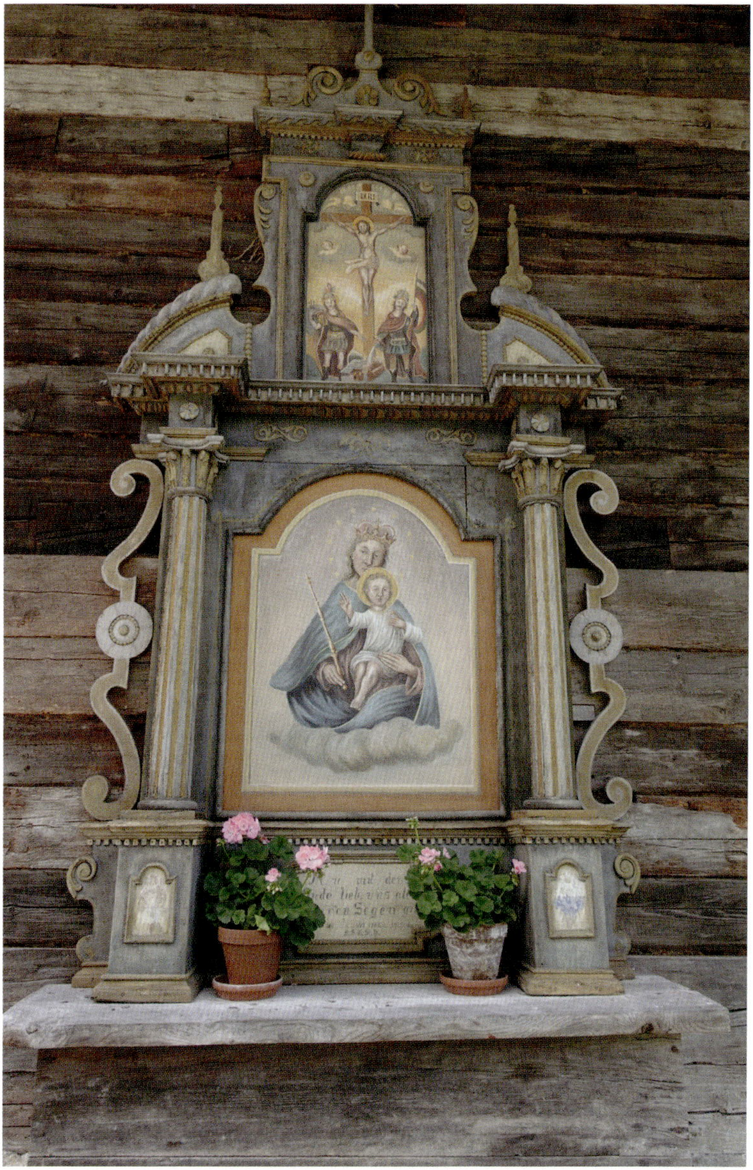

Marienverehrung

Die Verehrung Marias, der Mutter Jesu, hat im Christentum eine lange Tradition. Bereits im 2. Jahrhundert lassen sich erste Hinweise finden. Vor allem zahlreiche apokryphe Schriften aus dieser frühen Zeit zeugen von der Wertschätzung der Gottesmutter.

___ Nachdem das Christentum im Jahr 391 n. Chr. zur Staatsreligion im Römischen Reich erhoben wurde, gewann die Marienverehrung zunehmend an Bedeutung, was sich unter anderem in den Beschlüssen der nachfolgenden Konzile bestätigte. Im 7. Jahrhundert entstanden dann die ersten Marienfeste und auch Mariengebete, wie beispielsweise das „Ave Maria“.

___ Einen weiteren großen Aufschwung bekam die Marienverehrung in der Zeit der Gegenreformation, als sie zu einem der Unterscheidungskriterien der Katholiken von den Protestanten wurde. Auch im bäuerlichen Volksglauben wurde der Mutter Gottes eine zentrale Rolle zu eigen. Bei vielen Fürbitten und Anrufungen stand sie im Mittelpunkt. Es entstanden unzählige Klöster, Kirchen und Kapellen, die sich unter ihre Schutzherrschaft stellten. In der katholischen Kirche und in den Ostkirchen kommt der Marienverehrung noch heute ein besonderer Stellenwert zu; eine Tatsache, die besonders in den großen Festtagen, die sich ihr zu Ehren im Jahreslauf finden lassen, deutlich wird. Diese Ehrentage sind von einem reichen und vielfältigen Schatz an Bräuchen, Erzählungen und gelebten Traditionen begleitet.

—— Die starke und oftmals von Emotionen geprägte Verbindung zwischen der Gottesmutter und den Menschen ist sowohl tief in das religiöse Leben als auch in den profanen Alltag eingedrungen. So ist Maria auch heute noch die Schutzpatronin vieler Nationen und Länder (zum Beispiel Ungarn, Polen und Bayern), Städte, Kirchen, Altäre, Hospitäler, Heime, Schulen, Quellen, Brunnen, Straßen und Plätzen. Ohne Übertreibung kann festgehalten werden, dass Maria in der katholischen Kirche einen Mittelpunkt der Volksfrömmigkeit darstellt. Neben dem Reigen der Marienfeste, dem „Marienjahr“, ist sie oft Anlass spezieller Andachtsformen oder Wallfahrten. Auch ganze Zeiträume und Wochentage waren und sind der Gottesmutter gewidmet: so zum Beispiel der „Frauendreißiger“, die Marientage zwischen dem 13. bzw. 15. August und dem 13. bzw. 15. September, auf welche nachfolgend noch einmal besonders eingegangen wird, sowie generell der Samstag, als ein Maria besonders geweihter Wochentag. Nach dem alten Volksglauben kommt Maria zu Ehren an jedem Samstag die Sonne zumindest einmal hinter den

Wolken hervor. Früher galt an allen Marientagen ein Arbeitsverbot für Frauen.

—— Und natürlich ist die Marienverehrung auch in der Flora und Fauna wiederzufinden. Vielen Pflanzen gilt Maria als Namenspatronin, so zum Beispiel: Mariendistel, Marienblümchen, Mariabettstroh, Muttergotteskraut, Madonnenlilie – oder auch in der Tierwelt: Marienkäfer* und die Schwalbe, die auch Muttergottesvogel genannt wird. Auch Naturerscheinungen wie die Marienfäden im Altweibersommer oder der Regenbogen als Marias Gewandsaum erinnern an die Allgegenwärtigkeit der Gottesmutter. Auch viele Kirchenglocken sind auf den Namen Marias getauft.

*Marienkäfer galten unseren Vorfahren als Boten aus dem Jenseits, als Seelentier. Marienkäfer zu töten war bei Strafe verboten. Natürlich wusste man, dass diese nützlichen Tiere Blattläuse fressen; aber Schutz genossen sie auch, weil vermeintlich die Gottesmutter Maria jedem Frevler neun Tage zürnte, falls er nicht sogar mit Tod und Verdammnis bestraft wurde. Andere hinderte dies nicht, den Glücksbringer zu zerquetschen, um ihn gegen Zahnweh, Keuchhusten oder als Aphrodisiakum zu verspeisen.

Die Besonderheit der Gottesmutter Maria drückt das „Ave Maria“ aus, wenn es formuliert: „Gegrüßet seist du, Maria, voll der Gnade …“. Voller Gnade ist Maria nicht nur physisch in der Zeit ihrer Schwangerschaft und als Gottesgebärerin, sondern – nach dem Glauben der Kirche – als von der Erbschuld Befreite, mit der ein neuer Abschnitt zwischen Gott und den Menschen beginnt. Wie der Morgenstern ist sie ein Hoffnungszeichen und Orientierungspunkt. Neben dem Ehrentitel „Morgenstern“ gibt es zahlreiche weitere wie z. B. Rosa Mystica (Geheimnisvolle Rose), Janua Coeli (Pforte des Himmels), Foederis Arca (Arche des Bundes), Stella Maris (Morgenstern) …

Der Kreis der Marienfeste will aufzeigen: Maria ist der erste Mensch, der Gott vorbehaltlos angenommen hat und der durch die Taten seines Lebens dem himmlischen Dasein „entgegenreifte“. Sie ist deshalb Urbild der Kirche und Beginn der durch Christus erneuerten Schöpfung. Auf diese Menschen hin, die durch Gnade Gottes geprägt sind, schreibt Paulus im Epheserbrief 4,24: „Zieht den neuen Menschen an, der nach dem Bild Gottes geschaffen ist […]“. Maria ist in diesem Sinne Urbild und Vorbild, Patronin und Mutter aller Christen.

Marienfeste

Die Marienfrömmigkeit entfaltet sich zudem in einem ganzen Reigen von Marienfesten, die den Jahreslauf prägen und für die die inoffizielle Bezeichnung „Marienjahr“ geschaffen wurde.

So bildet die Biografie Marias von ihrer Zeugung über ihre Geburt, Empfängnis Jesu (= Verkündigung des Herrn), Besuch bei der mit Johannes dem Täufer schwangeren Elisabeth (= Maria Heimsuchung), ihr Leid am Sterben Jesu Christi (= Gedächtnis der Schmerzen Marias) bis nach ihrem Tod (= Marias Aufnahme in den Himmel) und ihrer mystischen Krönung im Jenseits (= Gedenktag Maria Königin) einen Strauß von Festen, der durch ein Namensfest (12. September) und weitere Marienfeste (Unbeflecktes Herz Marias; Unsere Liebe Frau auf dem Berge Karmel; Unsere Liebe Frau vom Rosenkranz; Unsere Liebe Frau von Jerusalem) zu einem in das Herrenjahr integrierten Marienjahr wird.

Folgende Marienfesttage geleiten durch das Jahr:

1. Januar	Hochfest der Gottesmutter Maria (früher: Fest der Beschneidung des Herrn / Mutterwürde Mariens)
2. Februar	Darstellung des Herrn (früher: Maria Reinigung / Lichtmess)
25. März	Verkündigung des Herrn (Hochfest; früher: Maria Verkündigung)
2. Juli	Maria Heimsuchung
16. Juli	Gedenktag unserer Lieben Frau auf dem Berge Karmel (nichtgebotener Gedenktag*)
15. August	Maria Aufnahme in den Himmel / Maria Himmelfahrt

* Der Begriff nichtgebotene Gedenktage bezeichnet im liturgischen Kalender der Katholischen Kirche die Feier eines Heiligengedenkens, das nach dem freien Ermessen des Zelebranten in der heiligen Messe begangen werden kann. Im Gegensatz dazu müssen gebotenen Gedenktagen, Feste und Hochfeste gefeiert werden.

22. August	Maria Königin (früher: Fest des Unbefleckten Herzens der allerseligsten Jungfrau Maria)
8. September	Maria Geburt
12. September	Maria Namen (nichtgebotener Gedenktag*)
15. September	Gedächtnis der Schmerzen Mariens
7. Oktober	Unsere Liebe Frau vom Rosenkranz
21. November	Unsere Liebe Frau in Jerusalem (früher: Maria Opferung)
8. Dezember	Hochfest der ohne Erbsünde empfangenen Jungfrau und Gottesmutter Maria (früher: Fest der unbefleckten Empfängnis)

Bräuche, Rituale und Mythen in der Vergangenheit

Natürlich kann nachfolgende Zusammenstellung nur einen rudimentären Einblick in die alten Kulte und Feierlichkeiten, Riten und Rituale bieten.

— Dennoch wird bereits durch diese kurze Betrachtung nachvollziehbar, dass Brauchtum immer etwas ist, das sich über viele Generationen hindurchzieht und dabei manchmal im Laufe der Jahre ergänzt oder weiterentwickelt, nie aber völlig verändert wurde. Hinter den Bräuchen und Traditionen steckt immer ein uralter Gedanke und eine tiefe Verbindung zur Natur, zur Tierwelt und zum Leben, sowohl zu dem eigenen als auch zu dem der Ahnen.

— Lassen wir also kurz den Gedanken auf uns wirken, dass in vielen unserer heutigen Feste, welche für uns unverzichtbar zum Glauben und zum Jahreslauf gehören, alte Wurzeln und Rituale stecken. Diese haben sich über viele Jahrhunderte hindurch erhalten und bereits vor mehr als 2000 Jahren die Herzen der Menschen erfüllt. Gleichermaßen handelt es sich bei den überlieferten Ritualen und Brauchtümern nicht (immer) nur um einen leichtfertigen Aberglauben oder erdachte Fantasiegebilde. Hinter jedem Einzelnen steckt eine tief verwurzelte Bedeutung, verbunden mit einem starken Glauben und einer Ehrfurcht vor dem Leben und der ganzen Natur. Die alten Bräuche, Riten und Traditionen können also als Teil eines universellen Gedankengutes gewertet werden, welches in uns allen ruht und aus welchem wir Seelenruhe, Lebensmut und ein tiefgreifendes Verständnis für die gesamte Lebenswelt schöpfen können. Wir werden uns nach und nach auf die Fährte begeben und das leise, geheimnisvolle Raunen des Unerklärlichen gemeinsam ein wenig deutlicher werden lassen.

Der Gesamtschatz aller Mythen eines Volkes, einer Religionsgemeinschaft oder einer Kultur wird als „Mythologie“ bezeichnet. Auch auf die Überlieferungen rund um die Marientage trifft der Überbegriff Mythos zu, die Marienverehrung als Gesamtkomplex gesehen stellt zudem einen Teil unserer religiösen Mythologie dar. Untrennbar mit der Mythologie einer Kulturgemeinschaft ist auch deren Brauchtumsschatz verbunden. Er bildet sozusagen eine Überkategorie. Riten, Rituale und Mythen können Bestandteil von ihm sein.

Brauchtum leitet sich vom althochdeutschen „bruh“ = „Nutzen“ ab und vereint eine Sammlung verschiedener Bräuche in sich. Ein Brauch ist eine innerhalb einer festen religiösen und/oder sozialen Gemeinschaft gewachsene Gewohnheit. Die Gewohnheiten einer Einzelperson hingegen werden nicht als Brauchtum bezeichnet. Ein Brauch ist immer auch unmittelbar an verschiedene Lebenssituationen oder -erfahrungen geknüpft. Dabei handelt es sich um Erlebnisse, die immer die breite Allgemeinheit betreffen, so zum Beispiel: Liebe, Geburt, Tod oder religiöse und gesellschaftliche Festtage und Feierlichkeiten. Im Jahreskreis bietet der Brauchtumskomplex vielfältige Angebote, die es dem einzelnen ermöglichen, sich über den Alltag hinauszuheben. Brauchtum stiftet aber auch Gemeinschaft oder eine gemeinsame Identität und stellt Höhepunkte im Alltagsleben dar. Die Durchführung der jeweiligen Bräuche richtet sich nach dem Kirchenjahr, nach den Jahreszeiten allgemein oder nach den Tätigkeiten im Bauernjahr. Zudem kann zwischen regionalen Ausformungen unterschieden werden – denn oft sind schon von Dorf zu Dorf unterschiedliche Bräuche bekannt.

Ein **Ritual** von lateinisch „ritus“ = „Handlung, Gewohnheit“ ist eine festgelegte Handlung von religiösem oder zumindest spirituellem Hintergrund, die aus Worten und

Gesten besteht und einem festen Ablauf folgt. Charakteristisch für ein Ritual ist, dass es immer wieder, oft zu einem gleichbleibenden Zeitpunkt oder Anlass, nach demselben Ablauf vollzogen wird. Dabei kann außer Acht gelassen werden, ob die Regeln des Rituals bereits festgelegt sind (zum Beispiel bei einem Gottesdienst) oder wir uns diese selbst überlegt haben. Wichtig ist nur, dass die Regeln befolgt werden und keine Abänderung der Selbigen erfolgt. In manchen Ritualen werden Mythen nachgestellt, göttliche Wahrheiten sichtbar gemacht oder eine Verbindung mit der göttlichen Macht hergestellt.

Unter dem Begriff **Mythos** von altgriechisch μῦθος = „sagenhafte Geschichte“, „Mär“ versteht man uralte, überlieferte Erzählungen, die, teils über viele Generationen, weitergegeben wurden. Im Laufe dieser Überlieferungen kann sich der Wahrheitsgehalt etwas verfälscht haben. Dennoch tragen diese Geschichten einen wahren Kern in sich.

Bräuche, die Schaden abwenden sollen

Besonders wichtig im ländlichen Volksglauben waren Bräuche und Rituale, die eine Schutzfunktion für Leib, Haus, Hof und Tiere einnahmen. Viele dieser Brauchtümer basieren auf der Vorstellung, dass neben der tatsächlichen und erfassbaren Wirklichkeit parallel eine Geisterwelt existiert, die ständig Zugriff oder Einfluss auf die Lebenswelt der Menschen hat.

— Kreaturen, die auf diese Art eine permanente Bedrohung darstellen, sind der Teufel, Dämonen, Geister, Hexen, Druden und allerlei schauerliche Gestalten mehr. Oft wurden sie unmittelbar mit Schicksalsschlägen in Verbindung gebracht. Auf diese Weise konnten sie verantwortlich gemacht werden für Krankheiten von Mensch und Tier, Blitzeinschläge, Hagelschaden, Feuer, Missernten und vielem mehr, was den Lebenskreis der Menschen berührte. Auch in vielen alten Sagen wird der Glaube an unheilbringende Mächte und die Angst vor schicksalhaften Zwischenfällen thematisiert.

— Aus diesem irrationalen Gefühl einer allgegenwärtigen Bedrohung heraus, entstanden vielerlei Schutz- und Schadensabwehrbräuche, sowie mystische Weiheobjekte, die den Einfluss der dämonischen Kräfte abwehren oder mindern sollten.

Bräuche, die Naturalien einbringen sollen

Bei Heische- oder Einkehrbräuchen geht es um das Erbitten von Nahrung oder anderen Gaben. Dies geschieht bei Heischebräuchen zumeist an den Haustüren der Dorfbewohner, bei Einkehrbräuchen wird man direkt in der Stube bewirtet. Ein Beispiel hierfür ist der Gang der Sternsinger, oder auch das „Klöpfeln“ an den Türen und das damit verbundene Bitten um verschiedene Nahrungsmittel.

Bräuche, die Gesellschaft und Gemeinschaft stiften

Viele Bräuche stehen mit Musik, Tanz und Geselligkeit in Verbindung. Sie lenken die Menschen von der harten Arbeit und dem beschwerlichen Alltag ab und waren auch beliebt, um Partnerschaften oder Hochzeiten anzubahnen.

Bräuche, die sich auf Speis und Trank beziehen

In einer Zeit, in der die Speisen noch von anderem Wert waren als in unseren heutigen Tagen, nahm auch das Essen einen anderen Stellenwert im Leben ein.

Auch wenn wir die Wurzeln oft nicht mehr kennen oder zuordnen können: Brauchtümer und Rituale waren immer schon Teil einer religiösen und kulturellen Identität und haben das Zusammenleben der Menschen, sowie auch das Leben der Einzelnen, maßgeblich beeinflusst.

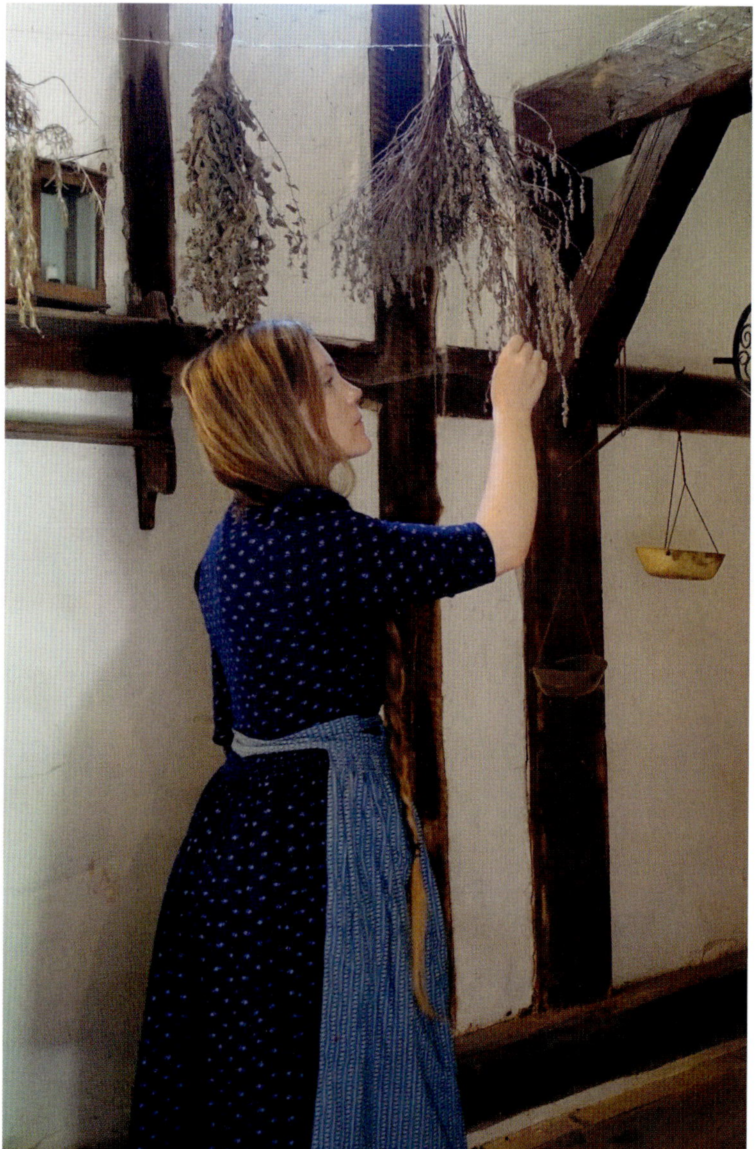

Die Aufgaben von Ritualen und Bräuchen

* Sie vermitteln den Menschen Identität.
* Brauchtum und Religion sind untrennbar miteinander verbunden und wirken sich wechselseitig kräftigend aufeinander aus.
* Sie vermitteln den Menschen das Gefühl der Zugehörigkeit zu einer Gemeinschaft.
* Sie helfen einer Gemeinschaft, die Zeit zu ordnen und in Abschnitte zu gliedern. Damit verleihen sie dem ansonsten ungegliederten Leben Struktur und Ordnung.
* Sie helfen den Ablauf des eigenen Lebens sowie des gemeinschaftlichen Jahreslaufes in Abschnitte zu unterteilen und übersichtlicher zu machen.
* Sie erfüllen das Leben mit Orientierungspunkten und vermitteln dadurch Ruhe, Beständigkeit, Sicherheit und Geborgenheit.
* Sie wirken unterstützend (für die Gemeinschaft oder für die Einzelpersonen) bei der Bewältigung von Krankheiten, Krisen und Schicksalsschlägen.
* Sie helfen Lebenshöhepunkte individuell zu feiern und zu gestalten (z. B. Geburt, Taufe, Hochzeit).
* Sie sind sinnstiftend und geben Halt.

Die Marienfeste stehen in untrennbarer Verbindung mit den alten Bräuchen und dem ländlichen Volksglauben von früher. Es ist eine natürliche Reaktion, diese alten Überlieferungen erst einmal zu belächeln, passen sie doch auf den ersten Blick so gar nicht in unsere Zeit und sind aus heutiger Sicht nicht mehr nachvollziehbar. Befasst man sich aber näher mit den alten Geboten, Mythen und Bräuchen, wird man merken, dass vielen eine tiefe Sinnhaftigkeit innewohnt und dass sie ein ganzheitliches Bild der Lebens- und Gedankenwelt der Menschen vergangener Epochen, aber auch der soziokulturellen und politischen Entwicklungen kreieren.

Marienfeste im Jahreslauf – Historischer Abriss und umgebende Bräuche

1. Januar – Hochfest der Gottesmutter Maria

Noch vor dem 7. Jahrhundert war es in Rom gebräuchlich, am 1. Januar das Fest *Natale Sanctae Mariae* – einen allgemeinen Gedenktag der Gottesmutter – zu feiern. Im Konzil von Ephesus (413) wurde Maria per Definiton als „Gottesgebärerin“ (= Theotokos) bezeichnet. Zuvor war eher der Begriff „Christusgebärerin“ (Christotokos) gebräuchlich. Die Mutterwürden Mariens wurden im Jahr 1931 – dem Festjahr des 1500. Jahrestages des Konzils von Ephesus, zum Fest der allerseligsten Jungfrau Maria deklariert. Nachfolgend ging dieses Fest durch die Kalenderreform im „Hochfest der Gottesmutter Maria“ auf, das seither am 1. Januar gefeiert wird.

Da sich der Festtag mit dem Neujahrstag deckt, ist es schwierig, dezidierte Bräuche aufzulisten. Dennoch können einige Bräuche aus dem Volksglauben angeführt werden, die sich direkt oder indirekt auf Maria und die Mutterwürde beziehen.

Überlieferte Mythen und Bräuche

* Alle Frauen, die sich im neu angebrochenem Jahr ein Kindlein wünschen, sollten am heutigen Tag ganz in weiß gekleidet gehen.
* Wasser, das man heute aus einer sprudelnden Quelle schöpfte, wurde das ganze Jahr über in einem Fläschchen als „Marienwasser" aufbewahrt und kam bei besonderen Anlässen zum Einsatz.
* Sah man in der heutigen Nacht viele Sternschnuppen, wurden diese als Tränen Mariens interpretiert und man blickte einem schicksalhaften Jahr entgegen.
* „Lichterschwemmen" zu Ehren Mariens: In manchen Orten wurden kleine Schiffchen oder Brettchen mit brennenden Kerzen einen Bach oder Fluss hinabgelassen.
* Getrocknetes Labkraut (Liebfrauenstroh) wurde heute unter die Matratzen gelegt oder im Stroh der Matratzen verflochten und sollte das ganze Jahr über eine starke Schutzwirkung auf den Schlafenden ausüben.

Eine Sage zum Tag
Farn und Liebfrauenstroh

Es war in der heiligen Nacht. Maria und Joseph hatten im Stall zu Bethlehem notvolle Herberge gefunden. Ermattet sank Maria auf die Streu aus Farn und Labkraut, indes Joseph ab und zu ging, sie mit Milch und Brot, das mitleidvolle Herzen ihm geschenkt hatten, zu laben. Mitternacht war nicht mehr fern. Die Sterne am Himmel standen still, und alle Welt hielt den Atem an, weil die Weltenstunde gekommen war, darin Gott Mensch werden sollte auf Erden.

Als nun das göttliche Kind zur Welt geboren war und seine helle Stimme die Stille durchbrach, als die himmlischen Heerscharen ihr Gloria sangen und die Hirten herbeikamen, das Kind in der Krippe zu loben, da wollte auch das Labkraut dem Herrn der Welt Ehre erweisen und trieb mitten im Winter und mitten in der Nacht Blüten. Der Farn aber zeigte keine Verehrung für das göttliche Kind; das sollte ihn gar bald gereuen. Dem Labkraut ward zur Stunde verliehen, dass es goldgelbe Blüten tragen darf, die wonnesam duften und jedermann erfreuen. Auch ward es auserkoren, der Mutter des Herrn zur Lagerstatt zu dienen. Darum heißt das Labkraut noch heute Marienbettstroh, „Unsrer lieben Frauen Bettstroh" oder wie im Kärntnerland „Liebfrauenstroh". Der Farn aber darf zur Strafe nicht mehr blühen und ist ein stiller Mahner für allen Hochmut, der den Heiland der Welt nicht ehren will.

2. Februar – Darstellung des Herrn (früher: Maria Lichtmess / Maria Reinigung)

Obwohl nach der aktuellen liturgischen Ordnung ein Herrenfest, ist der 2. Februar volkstümlich noch als „Maria Lichtmess“, „Maria Reinigung“ oder sehr veraltet als „unserer Lieben Frau Lichtweihe“ bekannt. Das kirchliche Fest Darstellung des Herrn geht auf das 4. Jahrhundert zurück. Es entstand in Jerusalem als Nebenfest von Christi Geburt und wurde ursprünglich nur als „vierzigster Tag der Geburt unseres Herrn Jesus Christus“ bezeichnet. Das Festdatum war anfangs der 14. Februar (40 Tage nach dem Fest der Erscheinung des Herrn am 6. Januar), ab dem 6. Jahrhundert der 2. Februar (40 Tage nach dem Hochfest der Geburt Jesu Christi am 25. Dezember, das sich in der Westkirche inzwischen als die Feier der Geburt Jesu durchgesetzt hatte). Der 25. Dezember ist nach liturgischer Zählweise als erster Tag des Vierzig-Tage-Zeitraums mitzuzählen. Traditionell beschloss dieses Fest den weihnachtlichen Festkreis. Es war üblich, erst an diesem Tag die Krippe und den Weihnachtsbaum aus der Stube zu entfernen. Seit der Liturgiereform in der katholischen Kirche endet die Weihnachtszeit nun mit dem Fest „Taufe des Herrn“ am ersten Sonntag nach dem 6. Januar.

Zu Maria Lichtmess wird an das jüdische Reinigungsritual gedacht, dem sich Maria einst unterziehen musste:

So galt eine Frau im Alten Testament laut jüdischen Gesetzen vierzig Tage nach der Geburt eines Sohnes als unrein und musste aus diesem Grund im Tempel ein Reinigungsritual mit Opfergaben (wahlweise eine oder zwei Tauben oder in besonders schweren Fällen sogar ein Schaf) über sich ergehen lassen. Deshalb ist Maria Lichtmess auch unter Maria Reinigung bekannt. Zudem waren alle erstgeborenen Söhne (also auch Jesus) Gott als sein Eigentum vorbehalten, die erst mit einem Opfer ausgelöst werden mussten. So brachte man Jesus zum Priester in den Tempel und er wurde dort vor Gott „dargestellt".

Überlieferte Mythen und Bräuche

* Sowohl die Lichter für den Jahresbedarf der Kirche als auch für die privaten Haushalte wurden an diesem Tag geweiht.
* Dem Wachs und den Kerzen, die an diesem Tag gesegnet werden, wurde die höchste Schutzkraft zugesprochen.
* In vielen Gegenden setzte man die geweihten Kerzen den Kranken auf den Nachttisch, um ihnen einen ruhigen Schlaf und eine baldige Genesung zu gewährleisten.
* Die geweihte Kerze brannte neben den Sterbenden um sie vor schädlichen Einflüssen in der Stunde des Todes zu schützen.

* Das ganze Haus wurde durch die Lichtmesskerzen vor Behexung geschützt.
* Man brannte mit der geweihten Kerze drei Kreuze über der Tür oder dem Eingangsbalken aus, um böse Menschen vom Haus fernzuhalten.
* Wer die geweihten Kerzen zu profanen Zwecken gebrauchte, musste nach dem Tod dafür büßen.
* Am Lichtmess-Abend versammelte man sich mit den brennenden Kerzen zu gemeinsamen Gebeten in der Stube. Wessen Kerze zuerst erlosch, der musste zuerst sterben.
* An vielen Orten zündete man an diesem Tag drei Lichter an: eines zu Ehren der Lieben Frau, ein weiteres für die unschuldigen Seelen (d.h. für die ungetauft verstorbenen Kinder) und ein drittes auf dem Weihkessel neben der Tür für die armen Seelen.
* Ab diesem Datum wurde am Tisch nicht mehr mit Licht gegessen, denn an Lichtmess kann man das Licht „missen".
* Wer am heutigen Tag spann oder flickte, dem würde noch im selben Jahr der Wolf in das Haus einbrechen.
* Man durfte nicht Hämmern, Holz machen oder gar zu laut auftreten, sonst würde im Sommer der Blitz in das Haus einschlagen.
* Der Frühling naht. Ein zu Weihnachten vom Obstbaum abgeschnittener Zweig erblüht an Lichtmess und bringt Glück für alle Personen des Hauses.

* Hörte man an Lichtmess eine Lerche im Freien singen, so stand ein fruchtbares Jahr bevor.
* Ein anderer, trauriger Aberglaube besagte, dass es an Lichtmess wenigstens so viel schneien müsse, dass der Schnee die Gräber auf dem Friedhof bedeckte. Sonst würden das Jahr über so viele Wöchnerinnen sterben, dass ihre Leintücher den Friedhof bedecken würden.
* Kinder, die an Lichtmess geboren wurden, würde die heilige Maria bald wieder aus dieser Welt holen. Sie können zudem „alles sehen".
* Vieh, das an Lichtmess geboren wurde, galt als kränklich und schwach.

Eine Sage zum Tag
Das Marien-Leuchten in der St. Stephanskirche zu Prag

Auf dem Hochaltar der St. Stephanskirche zu Prag befand sich sonst ein uraltes Marienbild, das große Verehrung genoss. Als aber ein böhmischer Maler das Konterfei des Schutzheiligen der Kirche gemalt hatte, stellte man dieses Bild auf und verschloss das Frauenbild in ein angrenzendes Gewölbe, wo es verblieb, bis im Lauf des dreißigjährigen Krieges der fromme Domherr Wenzel von Blumenberg sich vor den Schweden hierher flüchtete und einige Zeit lang die Amtsführung des erkrankten Pfarrers versah. Er erfuhr, was mit dem Bild vorgegangen war. Und da zu damaliger Zeit ein Wetterstrahl den Hochaltar spaltete, ohne jedoch zu zünden, so wurde er aufmerksam, legte das Ereignis als ein Warnungszeichen aus und bestand darauf, dass das Marienbild wieder in der Kirche aufgestellt werde, worauf man zur Nachtzeit die Kirche hell erleuchtet sah. Seinen Sinnen misstrauend, nahm er mit den Kaplänen und einigen benachbarten Bürgersleuten eine Untersuchung vor, die alle das helle Licht sahen, das, als sie in die Kirche eintraten, von dem Marienbild aus entströmte, dann aber gleich schwand.

Nicht lange nachher starb der Pfarrherr, und als sich die Schweden zur Einnahme der ganzen Stadt rüsteten, erschien eines Tages die heilige Jungfrau Maria mit dem Kind, und gänzlich so, wie sie auf jenem Bild gemalt war, auf einem hellschimmernden Regenbogen, der sich über der alten und neuen Stadt wölbte und sie zu beschützen schien. Viele Einwohner sahen dies und auch die Feinde, die die Belagerung alsbald aufhoben, und die nächtlichen Erleuchtungen der Kirche, in der man das Wunderbild nun mit hoher Verehrung aufbewahrte, wurden gesehen, so oft ein Pfarrherr von St. Stephan im Sterben lag.

aus: National-Kalender für das Königreich Böhmen

25. März – Verkündigung des Herrn (früher: Maria Verkündigung)

Das ehemalige Fest Maria Verkündigung ist ausgelöst vom Fest der Geburt Christi am 25. Dezember. Neun Monate zuvor memorierte die Kirche die Verkündigung des Engels an Maria und ihre Antwort: „Siehe, ich bin die Magd des Herrn; mir geschehe, wie du es gesagt hast" (Lukas 1,38). Seit dem 6. Jahrhundert wurde der Festtag begangen und zählt heute nicht mehr als direktes Marienfest, sondern fällt eher in den Kreis der Herrenfeste.

Überlieferte Mythen und Bräuche

* Der 25. März galt stets als günstiger Tag für Wöchnerinnen, für einen glücklichen Verlauf der bevorstehenden Geburt zu beten.
* Zudem standen an diesem Tag diverse Orakelmöglichkeiten zur Verfügung, um die Anzahl der Kinder, die einmal in das eigene Leben treten würden, zu prophezeien.
* Metaphorisch dachte man, dass sich an diesem Tag die Erde für das Samenkorn öffnen würde – wie Maria sich für die himmlische Empfängnis Jesu geöffnet hatte. Aus diesem Grund brauchte man Samen und Saatgut heute zur Weihe, um eine reichliche Ernte zu erwarten.

* Kohl- und Leinsamen wurden an diesem Tag gesät – man dachte, dass sie dann nicht erfrieren würden.
* In manchen Regionen wurde am heutigen Tag das Vieh ausgetrieben und war auf dieser Art vor Wolfsübergriffen geschützt.
* Fiel Mariä Verkündigung mit dem Karfreitag zusammen, war es geboten, Eschenholz zu schneiden. Dieses verfügte dann über besondere magische Kräfte und konnte zum Beispiel für Wünschelruten verwendet werden.
* Auch dieser Marientag wurde ein bedeutsamer Lostag im Hinblick auf Wetterregeln: Helles Wetter an Maria Verkündigung verhieß eine reiche Ernte, Regen hingegen deutet auf Frostschäden des Weines hin. Fror es am heutigen Tag, so sollte es noch vier Wochen kalt bleiben.

Eine Sage zum Tag
Die Erdbeere

In alten Zeiten trug das Erdbeersträuchlein wohl Blüten, aber es reiften daran nur ungenießbare Samenkörnlein. Da ging einst der Jesusknabe durch den Wald und sah am Wege die Erdbeeren blühen. Die schneeweiße Blüte lockte in ihm heimlich und unbewusst ein Sehnen nach des Himmels Reinheit und Schöne, und in solchem

Verlangen beugte er sich nieder zu der Blüte und küsste sie. Da ging eine wonnesame Kraft durch das Sträuchlein, und von Stund an reifte daran die köstliche rote Frucht.

Einst waren die Beeren gesegnet und sättigten jedermann wie das tägliche Brot. Da ging einmal ein Knabe in den Erdbeerschlag, aß sich satt und füllte sein Körbchen voll mit Beeren. Auf dem Heimweg begegnete ihm unsere liebe Frau und fragte ihn liebreich: „Was trägst du in deinem Körbchen?“ Der Knabe fürchtete, die Frau möchte von seinen Beeren begehren, und entgegnete: „Ei nichts!“ und verbarg sein Körbchen. Da ward Maria unwillig und sprach: „Ei, wenn du nichts hast, so soll's dir auch nichts nützen.“ Seit der Zeit wird man vom Beerenessen nimmer satt.

Die Erdbeere wächst auch im Himmelreich. Am Johannistag führt Maria die seligen Kinder auf die himmlische Erdbeerwiese, da dürfen sie sich nach Herzenslust satt essen. Darum – so sagten die Alten – soll eine Mutter, die eines ihrer Kinder im himmlischen Garten weiß, vor Johanni keine Erdbeeren essen; ihr Kind müsste sonst leer ausgehen beim himmlischen Erdbeerpflücken.

2. Juli – Maria Heimsuchung

Das Fest „Maria Heimsuchung“ wurde 1263 vom Franziskaner Ordensgeneral Bonaventura eingeführt und ehedem für die Franziskaner etabliert. Es wird an der Oktav* zum Geburtsfest Johannes des Täufers gefeiert und gedenkt des Besuches der Gottesmutter bei Elisabeth, die zu diesem Zeitpunkt schwanger mit Johannes, dem Wegbegleiter Jesu, war. 1441 wurde das Fest durch das Basler Konzil auf den 2. Juli verortet. Unter Papst Pius V. (1566–1572) fand der Tag Aufnahme in den allgemeinen Festkalender. Der aktuelle römische Festkalender verlegte den Tag auf den 31. Mai. Der ursprüngliche Tag galt als Lostag für allerlei Wetterregeln.

*Eine Oktav bezeichnet in der katholischen Liturgie den achten Tag (Oktavtag) nach einem Hochfest bzw. die acht Tage (Oktav) vom Fest bis zu seinem Oktavtag.

Überlieferte Mythen und Bräuche

* Fiel an Mariä Heimsuchung Regen, würde es 40 Tage lang regnen. An diesem Tag wurde noch einmal und zum letzten Mal das „Johannifeuer“ zu Ehren Mariens angezündet.
* Man glaubte, dass Maria an diesem Tag über die Erde ging und Beeren und Früchte für die verstorbenen Kindlein im Himmel pflückte.

Eine Sage zum Tag
Die Hasel

Als Maria übers Gebirge zu ihrer Base Elisabeth ging, wurde sie von einem schlimmen Wetter überrascht, der Donner widerhallte in den Klüften, und Blitz auf Blitz schlug in die Bäume des Waldes. Maria aber fand Zuflucht unter einem Haselbaum. Da hat unsere liebe Frau die Hasel gesegnet, und nun ist sie sicher vor dem Blitzschlag und gewährt jedem Schutz, der sich unter ihr birgt.

Und noch ein zweites Mal hat die Hasel die Mutter des Heilandes in großer Gefahr bewahrt. Maria hatte eines Mittags ihr Kind in den Schlaf gesungen. Und wie es so schlief, sah sie es mit großer Liebe an und sprach: „Schlaf, du holder Engel! Ich will derweilen in den Wald laufen und dir eine Handvoll Erdbeeren pflücken." Wie sie aber in den Wald kam und sich nach den Beeren bückte, schoss eine Natter aus dem Gras in die Höhe. Maria verbarg sich rasch hinter einer Hasel, bis sich die Schlange verkrochen hatte. Danach pflückte sie die Beeren für ihr Kind. Und wie sie auf dem Heimweg ist, spricht sie zur Hasel: „So wie du heute mein Schutz gewesen bist vor der Natter, so sollst du künftig allen Menschen dienen." Darum ist seit den ältesten Zeiten ein grüner Haselzweig der beste Schutz gegen Schlangen.

16. Juli – Gedenktag unserer Lieben Frau auf dem Berge Karmel

Seit dem 14. Jahrhundert feiern die Karmeliten-Brüder des Ordens der allerseligsten Jungfrau Maria vom Berge Karmel das Fest „Unserer Lieben Frau auf dem Berge Karmel". Papst Benedikt XIII. (1742–1730) erweiterte den Festtag und machte ihn für die ganze Kirche gültig. Heute wird er im Kalender als nichtgebotener Festtag geführt und trägt den Namen „Gedenktag Unserer Lieben Frau auf dem Berge Karmel".

— Ein altes Sprichwort besagt „So wie die Muttergottes heute auf die Berge geht, so kehrt sie zu Maria Himmelfahrt wieder zurück." Das bedeutet, dass das Wetter die nächsten Wochen so bleibt.

Eine Sage zum Tag
Die wunderbare Verlobung

Wenn man das schöne Sanntal aufwärts geht, kommt man zum Markt Sachsenfeld. Den Namen verdankt der Ort wahrscheinlich den Sachsen, da sie sich im Jahr 791 unter Kaiser Karl dem Großen hier ansiedelten. In der Nähe links ab von der Straße ist der Wallfahrtsort Pletrowitsch, und weiterhin am Ende einer Allee das stattliche, im neueren Stil gebaute Herrschaftsschloss Neu-Cilli, daran sich folgende Sage knüpft:

Ferdinand, Freiherr von Miglio, Schlossherr von Brunberg (jetzt Neu-Cilli), ein Mann voll frommen Sinnes, fand keine Frau zur Ehe, die seinem Ideal entsprach. Von der Sehnsucht seines Herzens getrieben, trat er eines Tages vor die Bildsäule der heiligen Muttergottes, die schon damals den Hochaltar schmückte, zog seinen Ring ab und steckte ihn mit den Worten: „Du nur, Jungfrau Maria, bist dieses Reifens würdig!" der Heiligen an den ausgestreckten Finger. – Da fiel ihm plötzlich ein, wie frech er sich versündigt habe. Tief bereuend, dass er die Hochachtung der Allerreinsten gegenüber so sehr vergaß, stürzte er hin und wollte ihr den Ring wieder vom Finger ziehen. Aber die Gebenedeite des Herrn krümmte den Finger und bewies dadurch, dass sie seine lautere Huldigung gnädig annehme.

aus: Wanderungen durch Steiermark von J. G. Seidl

15. August – Maria Himmelfahrt (Großer Frauentag)

Besonders hervor hebt sich als der größte marianische Feiertag Maria Himmelfahrt, das Hochfest der leiblichen Aufnahme Marias in den Himmel, welches am 15. August begangen wird. Maria Himmelfahrt oder Maria Aufnahme in den Himmel wird vermutlich seit dem 5. Jahrhundert gefeiert. Im Zentrum des Festes steht der Glaube, dass Maria wegen ihrer einzigartigen Verbindung mit der Erlösungstat Jesu Christi als die „Ersterlöste" an der Auferstehungsgestalt Christi teilnimmt. Bei Maria wird sozusagen, die allen Menschen von Gott versprochene Zukunft – nämlich das ewige Leben bei Gott mit Leib und Seele – vorweggenommen. Dieser Glaube unterstreicht die besondere Stellung, die Maria in der Gemeinschaft der Kirche innehat. In ihrer Aufnahme in Gottes Herrlichkeit wird exemplarisch deutlich, was Gottes Gnade in der Welt und in den Menschen bewirken kann.

Bereits um die Mitte des 15. Jahrhunderts ist in Jerusalem ein „Tag der Gottesmutter" am 15. August bezeugt. Dieses, zu Beginn eher allgemein gehaltene, Mariengedächtnis entwickelte sich rasch weiter und wurde unter Kaiser Mauritius (582–602) in seinem Herrschaftsbezirk sogar als Festtag gesetzlich vorgeschrieben. Nachdem das Konzil von Ephesus (431) Maria den Titel „Gottesgebärerin" zugesprochen hatte, drückte sich der Verehrungswille des Volkes mehr und mehr in diesem neuen Fest aus. In Rom ist seit der Mitte des 7. Jahrhunderts ebenfalls der 15. August der offizielle Festtag Mariens und wird im „Gregorianischen Sakramentar", das Papst Hadrian I. (772–795) Kaiser Karl dem Großen übersandte, „Aufnahme der heiligen Maria" genannt. Als *demonstratio catholica* gegen die Ablehnung der Marienverehrung seitens der Protestanten in der Reformation, kam Maria Himmelfahrt vor allem in der Gegenreformation im Barock auf katholischer Seite eine große Bedeutung zu. Dem Fest wurde eine Vigil* und eine Oktav zugesprochen, es gehörte und gehört zu den beliebtesten Festen des Kirchenjahres. Einen weiteren Aufschwung erhielt Maria Himmelfahrt 1950 durch die Verkündigung des Dogmas der ganzmenschlichen Aufnahme Mariens in den Himmel. In einigen Ländern und deutschen Bundesländern, so zum Beispiel in Bayern und Österreich ist das Fest bis heute ein staatlicher Feiertag.

___ So ist es nicht verwunderlich, dass dieses höchste Marienfest nach wie vor vielerorts mit großer Freude und unter Anwendung vieler alter Bräuche und Rituale begangen wird.

*Eine Vigil bezeichnet in der katholischen Liturgie die Nachtwachte vor hohen Festen.

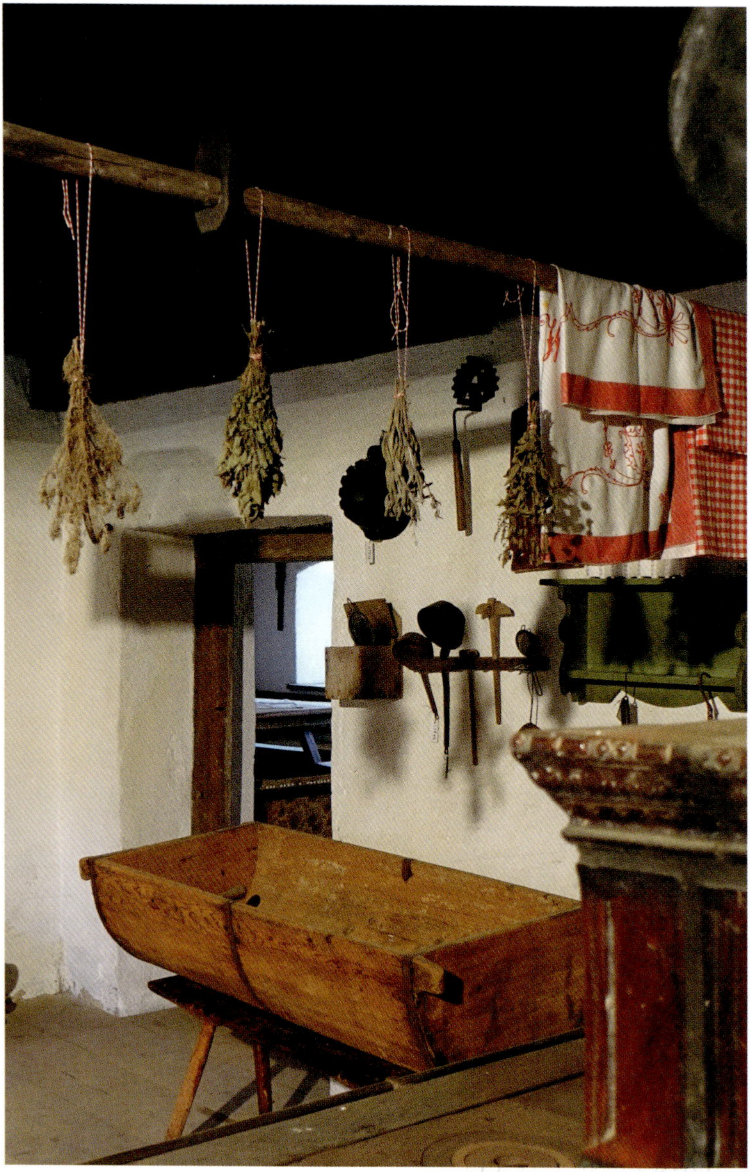

Überlieferte Mythen und Bräuche

Infolge der engen Verbundenheit des Festtages mit der Natur, dem Landbau und dem Landleben, heben die meisten Bräuche die Naturbedeutung des Festes noch hervor:

* So glaubte man, dass an Maria Himmelfahrt die Natur den Menschen besonders hold sei, giftige Pflanzen und Tiere ihr Gift verlören und Heilkräuter eine besondere Wirksamkeit entfalteten.
* An Maria Himmelfahrt wurden Kröten gefangen, aufgespießt und an den Stallbalken aufgehängt, um das Vieh vor Verhexungen zu schützen.
* An Maria Himmelfahrt sollte man davon absehen zu baden, vor allem nicht in Flüssen und Seen, der Volksglaube besagte, dass alles Gewürm in die Gewässer kroch.
* Des Weiteren gab es die Annahme, dass Schlangen sich an diesen Tag in Büsche oder Bäume flüchteten, weswegen man sich diesen nicht nähern und nicht darunter einschlafen sollte.
* Das Kraut Singrün (*Vinca Minor*) muss an Maria Himmelfahrt gepflückt und das ganze Jahr über in der Hosentasche oder direkt am Körper getragen werden,

so hatte der Teufel keine Gewalt über einen und man kam nicht in Versuchung, zu sündigen.

* Wurzeln, die an diesem Tag gegraben wurden, hatten eine viel größere Kraft als sonst.
* In manchen Regionen banden die Hirten prächtige Blumenkränze für die schönste Kuh der Herde und wanden ihr diesen um die Hörner.
* Kleider, die an Maria Himmelfahrt gelüftet wurden, sollten das ganze Jahr vor Mottenfraß geschützt sein.
* Eier, die an Maria Himmelfahrt gelegt wurden, sollten besonders lange haltbar sein, sie wurden auch „Fraueneier" genannt.
* In manchen Regionen wurde von Maria Himmelfahrt bis Maria Geburt keine Trauung abgehalten, da diese Ehen unter keinem guten Stern stehen sollten.
* Kinder, die an Maria Himmelfahrt geboren wurden, sollten besonders warmherzig, sensibel und gar hellsichtig sein.
* Vor allem für die Herzenswünsche von Frauen hatte Maria an diesem Tag ein offenes Ohr: Wünschte man sich ein Kind, so musste man an Maria Himmelfahrt einen schwarzen Pfennig in einen Brunnen oder ein anderes tiefes, stilles Gewässer werfen.
* Wünschte man sich einen vernünftigen Ehemann, so musste man an Maria Himmelfahrt einen rechtwinkligen Angelhaken in einen Brunnen werfen.

* Spinnen, Nähen und andere handwerkliche Tätigkeiten waren an diesem Tag bei Strafe verboten.
* Wer in der Nacht auf Maria Himmelfahrt etwas Schönes träumt, wird das ganze restliche Jahr über glücklich bleiben.
* An Maria Himmelfahrt durfte kein Müller seine Mühle in Gang haben, sonst würde in den folgenden Tagen jemand im Mühlengetriebe verunglücken.
* Auch als Lostag spielte Maria Himmelfahrt eine Rolle, so besagt ein alter Spruch: „Maria Himmelfahrt klar Sonnenschein, bringt gern viel und guten Wein." Oder: „Wenn es zur Kräuterweihe regnet, so spinnen die Spinnen den Bienen die Blüten zu." (= Bei Regen an Maria Himmelfahrt wird es ein schlechtes Honigjahr werden.)

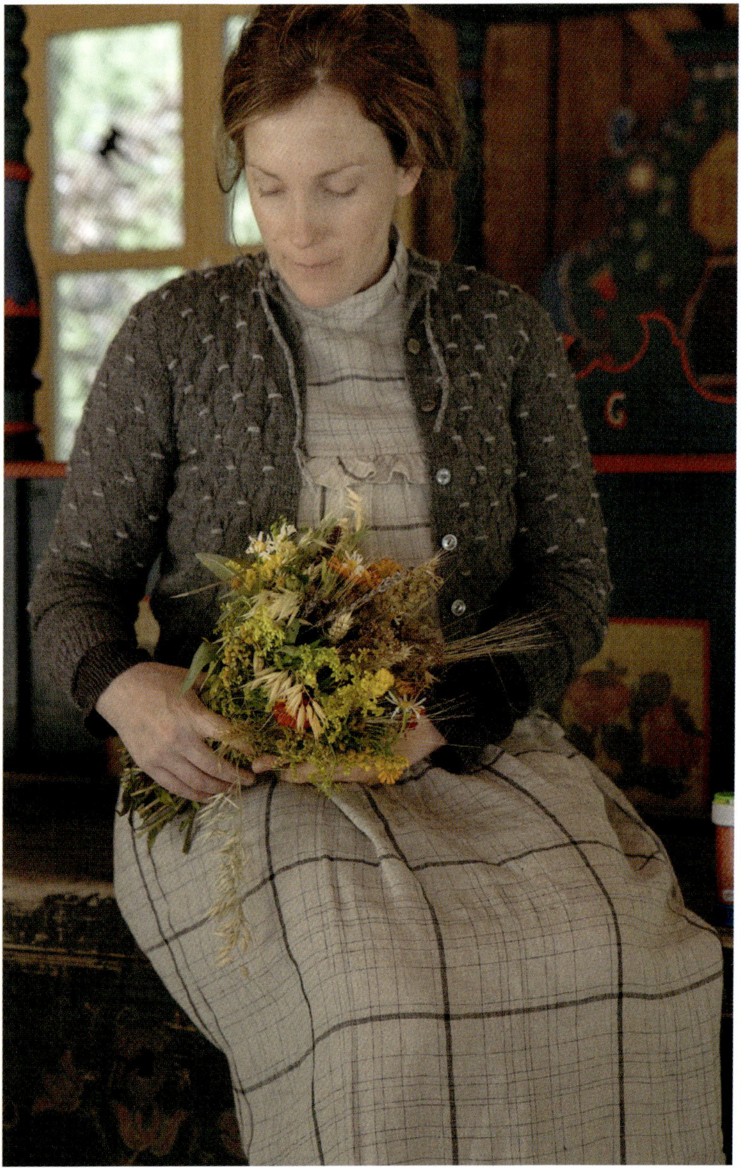

Maria Himmelfahrt umrankt vom Frauendreissiger

Maria Himmelfahrt wird auch als „Großer Frauentag“ bezeichnet, Maria Geburt am 8. September als „Kleiner Frauentag“. Ursprünglich nannte man die Zeit zwischen diesen beiden Festen den „Frauendreißiger“. Da die Zeitspanne aber weniger als 30 Tage umfasst, wurde noch eine Oktav (8 Tage) nach dem Kleinen Frauentag dazugezählt. Der Frauendreißiger endet damit am 15. September, dem „Gedächtnis der Schmerzen Mariens“. Es ergab sich eine Zeitspanne, die heute nur noch wenigen bekannt ist, die aber früher von großer Bedeutung für die Kräuterernte und allerlei „magische Handlungen“ war.

Heilpflanzen, die während dieser Zeitspanne gesammelt werden, übertreffen alle anderen Kräuter an Kraft – mit Ausnahme der Johanniskräuter, die zur Sommersonnenwende gepflückt werden.

In die Zeit des Frauendreißigers fallen zusätzlich einige Marien-Gedenktage:

15. August: Maria Himmelfahrt
22. August: Maria Königin
8. September: Maria Geburt
12. September: Maria Namen
15. September: Gedächtnis der Schmerzen Mariens

Wie in anderen Festkreisen reichen sich auch im Frauendreißiger Glaube und Aberglaube die Hand. So sollen die Kräuter, die für den Gottesdienst an Maria Himmelfahrt zu Sträußen gebunden und in der Kirche geweiht werden, besonders heilkräftig sein und das ganze Jahr über einen außergewöhnlich starken Duft verströmen.

Historie des Frauendreißgers

Nicht nur in katholischen Regionen beginnt mit Maria Himmelfahrt die hohe Zeit des Kräutersammelns. Auch in anderen Religionen und Kulturen herrscht der Glaube, dass innerhalb dieser 30 Tagen gepflückte Kräuter ganz besonders große Heilkräfte haben sollen. Und wer sich einen Kräuterbuschen bindet, macht sich die Kräutermagie zu eigen. Da das Kräutersammeln von alters her Aufgabe der Frauen war, erklärt sich der Name Frauendreißiger. Auf allen Pflanzen, die in dieser Zeit gesammelt werden, soll ein besonderer Segen liegen – egal ob von der Jungfrau Maria gesandt oder von einer anderen gütigen Gottheit.

Eine uralte Tradition blüht im Christentum wieder auf

Ursprünglich diente der Brauch dazu, zur besten Erntezeit einen Vorrat heilkräftiger Pflanzen für die kalte Jahreshälfte anzulegen. Entsprechend bestanden die Sträuße aus wilden Kräutern und Samen. Die Kelten widmeten die Kräuterbündel der Göttin Áine und verknüpften den Brauch mit ausgelassenen Festen und Feiern zur Hochsommerzeit. Fruchtbarkeit und Segen wurden auf diese Art erbeten und dass die Erde immer genug Nahrung für Mensch und Tier hervorbringen würde. Während der Anfänge des Christentums soll der Brauch der Kräuterweihe eher mit kritischem Auge gesehen worden sein und man versuchte mehrmals, die eher heidnisch bewertete Kräuterweihe zu bannen. Als die Frauen jedoch auch durch offizielle Erlasse nicht davon absahen, wurden die Traditionen rund um die Kräuterweihe neu interpretiert und zu Ehren Mariens abgehalten – auf diese Art haben sie bis heute Bestand.

Mythen und Bräuche rund um den Frauendreißiger

Mit dem Maria-Himmelfahrtstag erreicht der Sommer seinen Höhepunkt, die Wiesen stehen in bunter Pracht und bieten Blumen in reicher Fülle. Den Heilkräutern wird in der Zeit des Frauendreißigers, zwischen dem Großen und dem Kleinen Frauentag (dem 8. September), oder auch in den dreißig Tagen bis zum Fest „Kreuzerhöhung“ eine besondere Wirkung nachgesagt. Im Frauendreißiger liegt auf den Wurzeln und Kräutern ein besonderer Segen. Überhaupt sagt man, dass die Natur innerhalb dieser Tage dem Menschen sehr gewogen sei. Mit Ausnahme der Johanniskräuter, die zur Sommersonnenwende gepflückt werden, soll man Heilkräuter während dieser dreißig Tage sammeln, trocknen und für das ganze weitere Jahr nutzen.

* Mit Kräutern, die man in diesem Zeitraum sammelt, kann man allerlei wirkungsvolle Tees brauen, die einen durch das ganze Jahr begleiten und diverse Krankheiten heilen.
* Blühen während des Frauendreißigers die Königskerzen besonders kräftig, werden im Folgejahr viele Mädchen geboren, die über Hellsichtigkeit verfügen sollen.
* Ein warmer, trockener Frauendreißiger zieht eine Periode des Friedens und Wohlstandes nach sich.
* Ist der Frauendreißiger hingegen überwiegend verregnet, wird bald eine Hungersnot Einzug halten.
* Fängt man in diesem Zeitraum eine Kröte, spießt sie an eine Gerte und hängt sie in den Ställen auf, haben Druden und Hexen keinen Zugriff mehr auf die Tiere.

* Der rechte Hinterschenkel einer „Dreißigerkröte" heilt durch Berührung alle Arten an Fieber.
* Das ansonsten als gefährlich geltende Wiesel findet während dieser Zeitspanne in der Volksmedizin Verwendung. Vor allem Haare seines Felles werden in unterschiedlichen Tinkturen verwendet, mit deren Hilfe vor allem Hautkrankheiten geheilt werden.
* Die im Frauendreißiger gelegten Eier waren von besonderer Güte und langer Haltbarkeit.
* Kühe sollen in diesem Zeitraum besonders leicht trächtig werden und kraftvolle und widerstandsfähige Kälber gebären.
* Während des Frauendreißigers hat Maria ein besonderes Ohr für weiblichen Anliegen aller Art. Wünschte man sich einen glücklichen Ehestand oder wollte man für die eigene Fruchtbarkeit beten, so standen in diesen Tagen viele Rituale zur Verfügung.

Der wichtigste Brauch, der den Frauendreißiger, die Hochzeit des Sommers, die Zeitspanne der maximalen Heilkraft der Kräuter sowie den Ausdruck der Dankbarkeit für das Schaffen Mariens miteinander vereint, ist das Binden der Kräuterbuschen.

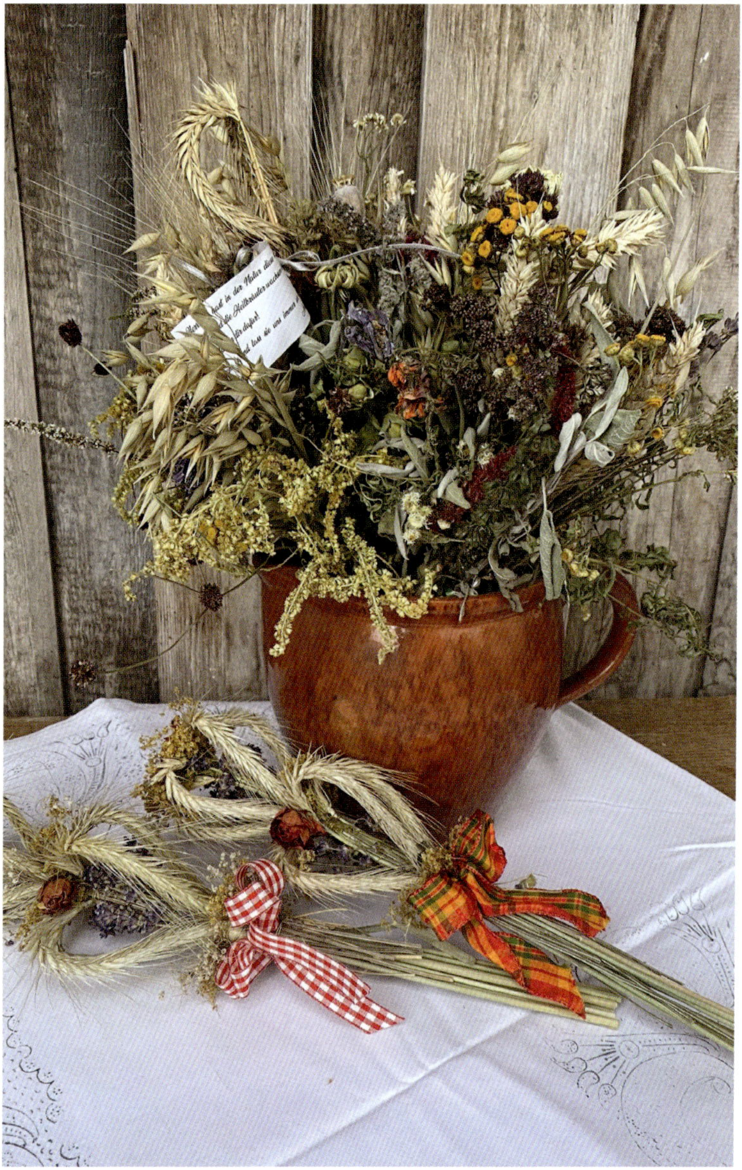
hast in der Natur
die Heilkräuter
dafür!
lass sie uns immer

Kräuterbuschen

Ein weiterer Name für Maria Himmelfahrt, welcher heutzutage großteils in Vergessenheit geraten ist, lautete „Büschelfrauentag“. Obwohl es auch andere Festtage gab, die mit einer Kräuterweihe begangen wurden oder in Verbindung standen, ist es heute fast ausschließlich das Hochfest der Aufnahme Marias in den Himmel, das von diesem Brauch begleitet wird. Es lässt sich jedoch nur spekulativ beantworten, warum gerade diese Verbindung zustande kam. Möglicherweise spielte dabei die Marienlegende eine Rolle: Nach Marias Tod versammelten sich die Apostel an ihrem Grab. Als sie die Gruft öffneten, fanden sie aber nicht den verwesenden Leichnam der Gottesmutter, sondern nur Blumen, Blüten und Kräuter. Ein wunderbarer, gar unbeschreiblicher Rosenduft stieg den Aposteln entgegen. Maria hatte sich mit Gottes Hilfe auf den Weg gemacht, noch bevor die Verwesung ihr etwas anhaben konnte. Wo die Apostel eigentlich mit Leichengeruch rechnen mussten, wurden sie mit Rosenduft überrascht.

Wahrscheinlicher ist jedoch, dass die jahreszeitlich bedingte Getreidereife und Hochblüte der Natur sich anbot, der Gottesmutter zu Ehren die prächtigsten Sträuße aus Blumen und Kräutern zu binden. Darum herum wuchs ein reichen Brauchtumsschatz – zumal Maria schon immer als „Blume des Feldes und Lilie in den Tälern“ verehrt wurde und sie bereits in Zeugnissen aus dem 5. bis 7. Jahrhundert als „als guter und heiliger Acker“ bezeichnet wird. Aus diesen Erwähnungen entstand im späteren Verlauf die Darstellung der „Madonna im Ährenkleid“ in der Kunst.

Symbolische Anzahl der Kräuter

Die hochsymbolische Handlung, mit Gottes Hilfe die Kräfte der Natur zu Gunsten von Mensch und Tier einzusetzen, drückte sich auch in der Anzahl der Kräuter aus. Diese war nicht gleichgültig, sondern ebenfalls sehr symbolisch, wenn auch regional unterschiedlich gehalten. Mindestens sieben Kräuterarten sollten sich jedoch immer im Buschen befinden – in erster Linie solche, deren Heilwirkung allerorts bekannt ist. Der Büschel wird meist um die Königskerze herum gebunden, die aus dem Strauß erhaben herausragt und die anderen Kräuter werden einzeln oder zu mehreren daran angelegt. Zur Auszierde können noch einige Gartenblumen hinzugenommen werden.

Die Stiele werden mit Bast, Draht oder Schnur zusammengebunden und mancherorts mit farbigen Bändern oder Krepppapier umhüllt.

In manchen Gegenden konnte der Kräuterbuschen gar nicht groß und reichhaltig genug sein, sogar Getreidearten oder Zwiebeln wurden mit eingebunden.

Einen solchen Kräuterbusche zusammenzustellen, ist immer noch mit sehr viel Magie und Glaube verbunden. Die geweihten Kräuter sollen gegen alle möglichen Verzauberungen und Krankheiten aber auch für Eheglück, Kindersegen und vieles mehr helfen:

* Es müssen immer mindestens sieben Kräuter sein, man kennt aber auch die 9er, 12er, 15er und 19er Buschen. Es gab auch Buschen mit 77 verschiedenen Kräutern, in manchen Regionen gar 99 oder 177!
* Ein Beispiel für einen 9er Buschen könnte sich folgendermaßen gestalten: Johanniskraut, Schafgarbe, Baldrian, Arnika, Königskerze, Kamille, Wermut, Pfefferminze und Tausendgüldenkraut.
* Der 15er Buschen besteht z.B. aus Fünffingerkraut, Glockenblume, Kümmel, Margerite, Eberwurz, Bibernelle, Wermut, Königskerze (immer in die Mitte binden), Pfefferminze, Weinraute, Liebstöckel, Teufelsabbiss (Tormentil), Mooskolben, Bittersüßer Nachtschatten und Johanniskraut.
* Die 3 ist seit alters her und bei vielen Völkern heilig.
* Die 7 gilt als mystische, heilige und göttliche Zahl, in der Addition von 3 (Symbol des Geistigen) und 4 (Symbol des Weltlichen) als Zahl der Vollendung.

* Die 9 und die 99 sind als mehrfach verstärkte 3 ein Symbol für die Dreifaltigkeit und die Vollkommenheit.
* Auch die 12 ist eine magische Zahl und erinnert an die 12 Stämme Israels, die 12 Apostel oder auch die 12 Rauhnächte.
* 14 als Zahl der 14 Nothelfer.
* 24 (ist zweimal zwölf)
* 72 (ist sechsmal zwölf)

Oftmals wurden auch jeweils drei Kräuter einer Art verwendet, um einen üppigen Buschen zu gestalten.

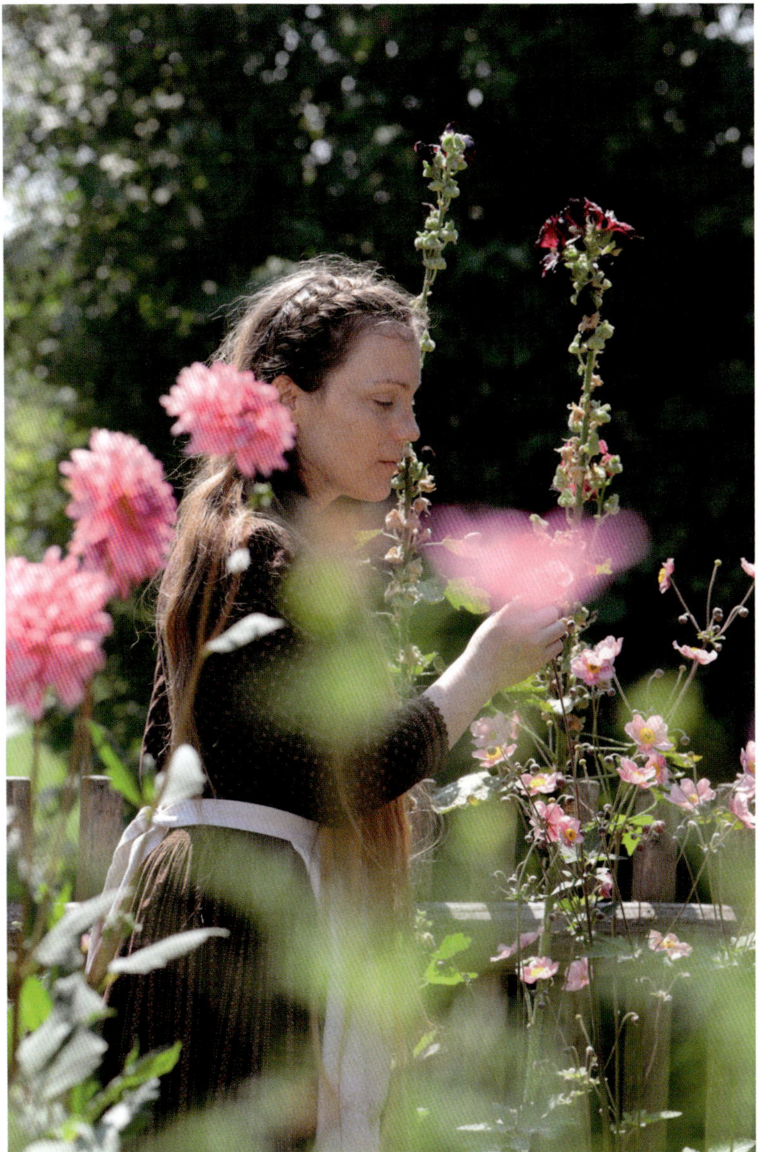

Müssen bestimmte Kräuter in den Buschen?

Es existiert kein festes Regelwerk, welche Kräuter Verwendung finden müssen, vielmehr sollte man sich an dem orientieren, was die Natur und die entsprechende Region gerade zur Verfügung stellen. Der Volksmund sagte: „Verwendet werden sollen Pflanzen, die dem Menschen folgen und ihm auf diese Art ihre Dienste anbieten." Ebenso war es altes Gesetz, dass die Kräuter und Blumen nicht gepflückt, sondern nur geschnitten werden durften.

— Fast schon obligatorisch geworden ist jedoch die Königskerze, als Symbol Marias und als Mittelpunkt des Buschens. Die anderen Kräuter umranken sie. In viele christlich geprägte Kräuterbuschen gehört auch ein Rohrkolben als Symbol für das Leiden und Sterben Christi; den Kelten galten die Kolben übrigens als Wanderstöcke in die Anderswelt.

— Ist der Blick erst einmal geschärft für die umgebende Natur, wird man überrascht sein, wie viele Heilkräuter in der unmittelbaren Umgebung zu finden sind. So wollen nachfolgend einige Kräuterarten angeführt sein, die in einem klassischen Buschen Verwendung finden könnten. Selbstverständlich erhebt diese Auflistung keine Garantie auf Vollständigkeit – und der eigenen Kreativität beim Sammeln sind keine Grenzen gesetzt:

Alant
Baldrian
Beifuß
Bibernelle
Brennnessel
Dost
Estragon
Eisenkraut
Fingerkraut
Frauenmantel
Goldrute
Hirtentäschel
Huflattich
Kamille
Labkraut
Lavendel
Leinkraut
Liebstöckl
Malve
Majoran
Mariendistel
Melisse
Meisterwurz
Odermenning
Pfefferminze
Ringelblume
Salbei
Schafgarbe
Spitzwegerich
Taubnessel
Tausendgüldenkraut
Wegwarte
Weinraute
Wermut
Wundklee
Zinnien
Zitronenmelisse

Zur Umrandung und farbenfrohen Ausschmückung werden oft unterschiedliche Gräser und Getreidearten wie Hafer, Roggen oder Gerste sowie Kornblumen, Mädesüß, Gundelreben oder Rosen um- und eingebunden.

— In manchen Regionen wurden in die Kräuterbuschen so viele Alantblüten eingebunden, wie Menschen, Kühe und Pferde auf dem Hof lebten. Jeder Haushalt war bemüht, einen möglichst schönen und vielgestaltigen Kräuterbuschen zusammenzustellen und in manchen Gegenden war es früher das Vorrecht der Haustochter oder der ersten Magd, den Buschen zur Weihe und anschließend wieder zurück auf den Hof zu tragen. Manchmal wurden und werden in die Buschen kleine Zettel mit Segenssprüchen eingewoben. Ein Beispiel für solch einen Spruch lautet:

Herr, unser Gott, wir bitten Dich: Erfülle diese duftenden Blumen und Heilkräuter mit deinem Segen. Lass sie uns an Dich erinnern, den Glauben mehren und die Hoffnung auf Deine Hilfe stärken. Amen.

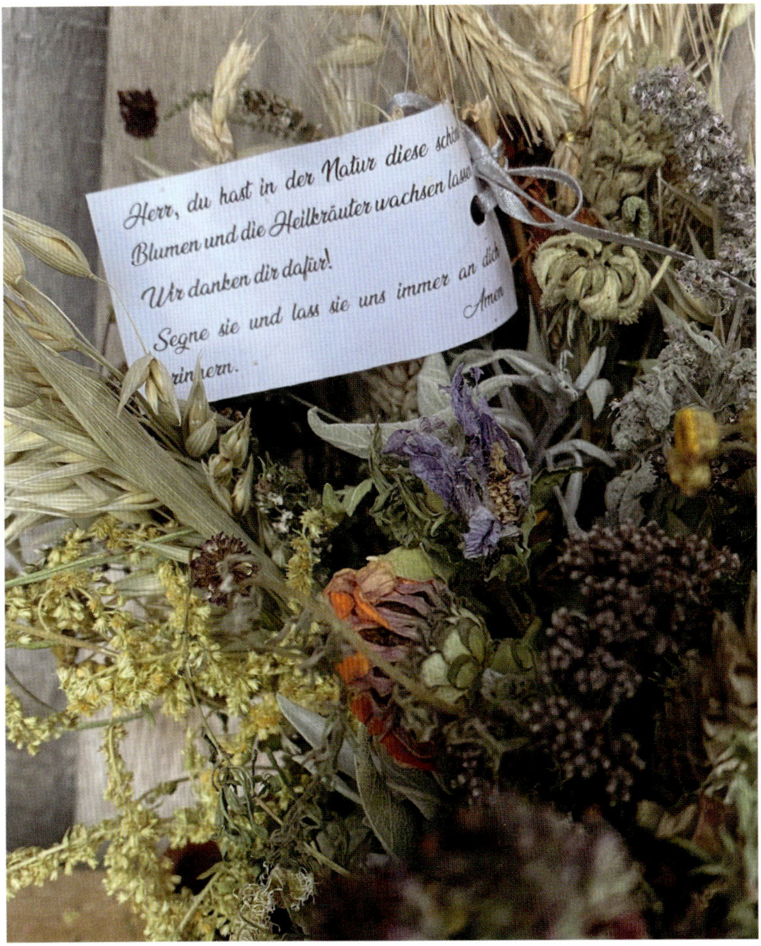

Alternativ zu den Kräuterbuschen waren auch Kräuterkränze und Kräuterstäbe bekannt. Bei letzteren handelt es sich um Besenstiele oder längere, gerade Äste, die mit unterschiedlichen Kräutern umwunden wurden.

Mythen und Bräuche rund um den Kräuterbuschen

Wofür wurde und wird der Buschen verwendet?

Auch nach Maria Himmelfahrt waren die Kräuterbuschen das ganze Jahr über noch von großer Bedeutung. Sie wurden oft zum Trocknen aufgehängt und ihren einzelnen Bestandteilen wurde eine große Heilwirkung sowie eine gewissermaßen „magische Kraft“ zugesprochen.

* Der Buschen wurde an einem Dachboden oder in der Scheune aufgehängt (wichtig: immer mit den Blüten nach unten), um das ganze Jahr über als Schutz vor Unwettern und Blitzeinschlag zu dienen.
* Bei schlimmen Gewittern wurden Teile der Königskerze (sie wird umgangssprachlich auch „Wetterkerze“ genannt) im Herdfeuer verbrannt, während um Schutz vor Blitzeinschlag gebetet wurde.
* In den alten Bauernstuben wurde der Kräuterbusch in den Herrgottswinkel gehängt.
* Auch sollten mit seiner Hilfe jegliche schädlichen Einflüsse von Haus und Hof ferngehalten werden.

* Besprengte man eine Wunde mit Weihwasser, machte das Kreuzzeichen darüber und berührte sie danach mit der Königskerze aus der Buschenmitte, sollte die Wunde problemlos abheilen.
* Gleichzeitig diente der Kräuterbuschen auch als kleine Hausapotheke, aus den einzelnen Kräutern wurde Tee für die Kranken gebraut oder sie wurden dem Vieh unter das Futter gemischt, um es gesund zu halten.
* Vor allem an Heiligabend zupfte man einige Kräuter aus dem Buschen und streute sie dem Vieh mit in den Futtertrog.
* Ist der Kräuterbusch gut getrocknet, zupfte man einige Kräuter ab, zerrieb sie und vermischte sie mit Weihrauch oder anderen Räucherbestandteilen.
* Das ganze Jahr über, vor allem aber in den Rauhnächten, nahm man auch vom Kräuterbusch, um zu räuchern. Besonders heilkräftig soll er sein, wenn man ihn mit Weihrauch vermischt und im Krankenzimmer damit räuchert.
* In der Hoffnung auf eine gute Ernte wurden bereits im Herbst einige Getreidekörner aus dem Buschen entnommen und dem Saatgetreide beigemischt.
* Verschiedene Überlieferungen berichten, dass in Momenten, in denen der getrocknete, aufgehängte Buschen einen besonders starken Duft verströmte, eine unmittelbare Gefahr bevorstand.

* Wurde der Buschen vor Ablauf der Jahres abgenommen und weggeworfen, würde bald ein Unglück über den Haushalt hereinbrechen.
* Falls aber an Johanni (21. Juni) noch etwas vom geweihten Buschen übrig war, wurde er im Johannifeuer verbrannt. Allerdings nicht im Sinne, dass man etwas wegwarf oder vernichtete, der Buschen wurde vielmehr mit Dankbarkeit dem Kreislauf der Natur zurückgegeben.

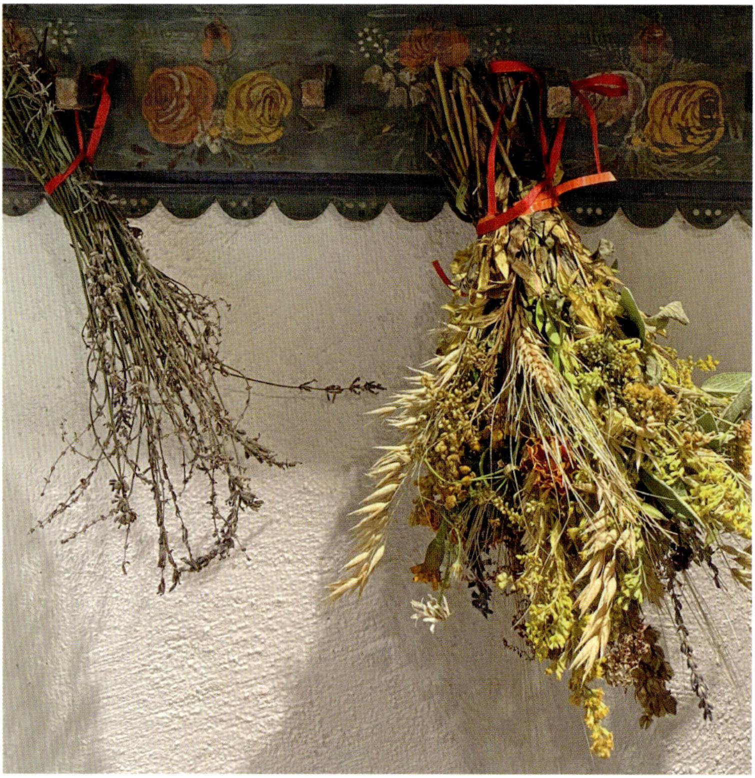

Die Kräuterweihe

Kräuter dienen seit alters her den Menschen zu Heilzwecken. Sie sind ein Segen der Natur und können zum Wohle von Mensch und Tier eingesetzt werden. Vor langer Zeit, als die Menschen noch stärker im Einklang mit der Natur und dem Lauf der Jahreszeiten lebten, nahmen sie die Fruchtbarkeit der Erde und die Fülle der Flora und Fauna nicht als Selbstverständlichkeit hin. Sie befanden sich in einem fortwährenden Zwiegespräch mit den Kräften der Schöpfung, entwickelten Bräuche und suchten nach Möglichkeiten, Gutes zu erbitten, sich vor Bösem zu schützen und ihrer Dankbarkeit Ausdruck zu verleihen. Ihre Urinstinkte verwiesen sie auf die Heilkraft mancher Kräuter, die unheilvollen Kräfte, zum Beispiel von Giftpflanzen, wurden mit Schrecken erfahren. Die ganze Natur galt als belebt, als bewohnt von Göttern und Dämonen, welche durch Opfer versöhnt oder durch Zauber abgewehrt werden konnten. Möglicherweise waren das die ursprünglichen Gedanken, die dem späteren Akt des Tragens der Kräuterbuschen vor den Altar zu Grunde liegen.

Kräuterweihen waren früher mit mehreren Festtagen des Kirchenjahres verbunden. So zum Beispiel mit dem Osterfest, dem Dreifaltigkeitsfest und dem Fest

Johannes des Täufers, an welchem vor allem das Farnkraut, der Beifuß und das Johanniskraut eine große Rolle spielten.

— Erste Belege für eine Kräuterweihe am Festtag der Aufnahme Marias in den Himmel lassen sich bereits im 10. Jahrhundert finden. Hinweise darauf liefert ein Segensgebet, das im römisch-deutschen Pontifikalbuch, das in dieser Zeit entstand, zu finden ist. Es lautet:

Allherrschender Gott,
den Menschen Urheber allen Heils
und aller Gesundheit,
du Arzt für Seele und Leib,
in unerforschlicher Weisheit,
hast du eine Fülle von Pflanzen geschaffen
als heilwirkende Medizin für die Kranken.
Wir bitten dich:
Erfülle diese Kräuter, die du geschaffen hast,
mit deinem heilsamen Segen;
und jedem Kranken, der sie braucht,
seien sie Arznei für den Leib und Kraft für die Seele,
auf daß er Dank abstatte
und alle guten Geister loben unsern Herrn
Jesus Christus.

Schriftlich belegt bereits der Sachsenspiegel des 13. Jahrhunderts den Brauch der Kräuterweihe zu Maria Himmelfahrt: „dat is zu de Krudemisse (= Kräuterweihe) unser liben Frawn, asl sei to himel voer“. Und auch im „Weltbuch“ von Sebastian Franck von 1534 findet dieser Brauch Erwähnung: „An unser frawen himmelfahrt da tregt alle welt obs büschel allerley kreuter in die kirchen zu weihen für alle sucht und plag uberlegt bewert. Mit diesen kreutern geschicht seer vil zauberey.“ Belegt sind ebenfalls Überlieferungen, nach denen die Kräuterbuschen vor der Messe unter das Altartuch gelegt wurden, um sicher zu gehen, dass diese mit möglichst reichem Segen „eingedeckt“ wurden. Diese Praktik wurde jedoch im weiteren Verlauf verboten und nun werden die Buschen entweder neben dem Altar positioniert oder mancherorts auch auf den Stufen vor der Kirche gesegnet. Neben der Kräuterweihe sind auch Prozessionen an diesem Tag eine althergebrachte Form der Festgestaltung. In feierlichem Umzug der Dorfgemeinschaft werden Muttergottesstatuen durch den Ort getragen und Marienlieder gesungen. Der Prozessionsweg ist mit Blumen geschmückt und Kinder streuen Blüten. In vielen Kirchen findet auch heute noch die Kräuterweihe statt und sie findet wieder mehr und mehr Zulauf.

In manchen Gemeinden wird die Kräuterweihe, je nach Witterung, im Freien auf dem Vorplatz der Kirche oder auf den Treppenstufen zur Kirche abgehalten. Im Vorfeld werden die Buschen der Teilnehmer eingesammelt und entweder auf Tischen vor der Kirche oder um den Altar gruppiert. Mancherorts findet zunächst ein regulärer Gottesdienst statt, an den sich dann die Kräuterweihe anschließt, in der die Buschen von einem Priester gesegnet werden. Die Kräuterweihe zählt zu den Sakramentalien* und umfasst verschiedene Gebete.

*Sakramentalien sind nach römisch-katholischem Verständnis heilige Zeichen, rituell-symbolische Handlungen und Zeremonien, die geistliche Wirkungen bezeichnen. Ihre Wirkung beruht auf dem Weihegebet der Kirche und dem Glauben und Vertrauen des einzelnen Christen.

Alternativen

Vor allem in der Stadt mag es schwer sein, den Brauch rund um die Kräuterweihe zu pflegen, es gibt aber dennoch Alternativen. Bei Ausflügen und Wanderungen können einige der Kräuter und Blumen gesammelt werden oder man zieht das ein oder andere Kraut auf dem Balkon oder in Blumentöpfen in der Wohnung. Bei vielen Vereinigungen (Landfrauen, Gartenbauverein, Landjugend …) können fertige Buschen erworben werden, der Erlös dient meist einem guten Zweck. Wird der Brauch in der näheren Wohnumgebung nicht mehr gepflegt oder ist eine Teilnahme am Weihegottesdienst nicht möglich, können die gesammelten Kräuter mit Weihwasser besprengt werden und man spricht selbst ein kleines Segensgebet dazu.

Segensspruch

Lasst uns beten! Gott, Du bist allmächtig und lebendig. Du hast durch Dein Wort der Weisheit die gute Schöpfung aus dem Nichts gebildet. Wir danken Dir für alle Bäume und Gewächse, die Blüten und Früchte tragen und die Vielfalt aller Kräuter, Blumen und Getreidesorten, die Menschen und Tieren guttun und eine heilende Wirkung entfalten.

Wir bitten Dich: Segne all die unterschiedlichen Kräuter und Blumen.
Segne die so liebevoll gebundenen Kräutersträuße durch Deine milde Hand, damit sie über die natürliche Kraft hinaus in großen Nöten helfen und Schutz gewähren.
Gib, dass überall dort, wo von diesen gesegneten Kräutern etwas aufbewahrt, mitgetragen oder verwendet wird, von Menschen und Tieren Schaden abgewendet wird und sie Hilfe und Heilung erfahren.
Gott, Du hast Maria in den Himmel aufgenommen. An ihrem Hochfest danken wir Dir für alle Wunder Deiner Schöpfung. Durch die Heilkräuter und Blumen schenkst Du uns Gesundheit und Freude. Sie zeigen uns die Fülle Deiner Schöpfung.
Zugleich mahnen sie uns zu verantwortlichem und nachhaltigem Umgang mit den Ressourcen unserer Erde und mit unserem Klima.
Schenke uns auf die Fürsprache Mariens Dein Heil. Lass uns auf dem Weg des Lebens hin zur ewigen Gemeinschaft mir Dir gelangen und jetzt schon in das Lob der ganzen Schöpfung einstimmen, die Dich preist durch Deinen Sohn Jesus Christus in alle Ewigkeit. Amen.

Verfasst von Monika Altenbeck, in Anlehnung an das Segensgebet aus dem Rituale Romanum

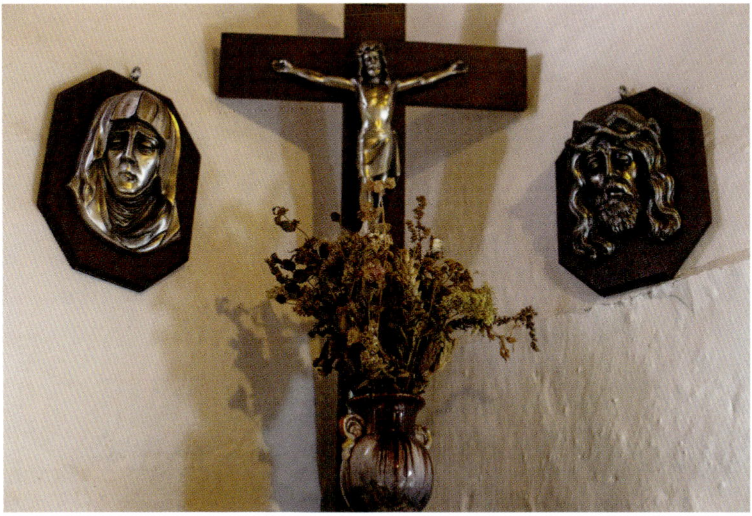

Eine Sage zum Tag
Immergrün

Als Maria zur Jungfrau erblüht war, da war sie schöner als alle Jungfrauen, und die Sonne wollte nicht untergehen, sooft sie der Maid ins Antlitz schien. Da stellten sich auch Freier ein, die sie zur Frau begehrten. Maria aber wollte ihre Liebe nur dem Frömmsten schenken, gleichviel, ob er aus hohem oder niederem Stande wäre. Inständig bat sie Gott, er möchte ihr durch ein Zeichen kundtun, wer ihr Gemahl werden sollte, und ihr Gebet ward erhört.

— Eines Abends saß Maria mit ihren Eltern auf der Bank vor dem Hause und freute sich des schönen Feierabends. Da kam der arme Zimmermann Joseph des Wegs daher und bot einen guten Abend, blieb stehen und plauderte ein wenig mit ihnen über den Zaun hin. Er stützte sich auf seinen Wanderstab, der sich ein wenig in die Erde eingrub; und alsbald wuchs ein üppiges Geranke an dem Stecken hervor und klomm in die Höhe. Da erkannte Maria Gottes Zeichen, und es ging nicht lange hin, da ward sie Joseph verlobt. Der Wanderstab aber wuchs weiter, jahraus, jahrein, und seine Blätter welkten nicht, auch als die Bäume ihr Laub zur Erde schüttelten. Darum ward die Pflanze Singrün oder Immergrün geheißen.

— Immergrün ist eine Kranzblume und gehört den Jungfrauen zu. Die himmelblaue Blüte heißt auch Jungfrauenkrone und ist ein Sinnbild der Reinheit. Immergrün ist auch ein Zeichen ewigen Lebens. Darum haben die Väter die Toten mit Immergrün geschmückt.

22. August – Maria Königin (früher: Fest des Unbefleckten Herzens der allerseligsten Jungfrau Maria)

Bereits in der Urkirche war die Verehrung des Herzens Marias üblich, wenn auch in geringerem Umfang als die Verehrung des Herzens Jesu. Im 17. und 18. Jahrhundert lebte diese Ehrerbietung deutlich auf. Das Fest des Unbefleckten Herzens der allerseligsten Jungfrau wurde zu Anfang des 19. Jahrhunderts von Papst Pius VII. (1800–1823) verifiziert und erhielt 1855 durch Pius IX. (1846–1878) eine eigene Messe. Gefeiert wurde es am 22. August – dem Oktavtag von Maria Himmelfahrt. Im neuen Kalender ist der 22. August bereits belegt durch den Festtag Maria Königin.

Überlieferte Mythen und Bräuche

* Auch der heutige Tag stand ganz im Zeichen des Kräutersammelns und -trocknens. Vor allem bei Sonnenschein wurde den Kräutern, die heute geerntet wurden, eine besondere Heilkraft zugesprochen.
* Heute gepflückte Rosen und Lilien sollten ihren Duft das ganze Jahr über verströmen und lange nicht verblühen.

Eine Sage zum Tag
Der Averitter

Es war ein Edelmann. Er entschloss sich, geistlich zu werden und trat in den Orden der grauen Mönche ein. Er war so sehr in der Minne, dass es ihm ganz gleich war, was in dem Kloster aus ihm wurde. Aber die Mönche berieten sich und kamen zu dem Entschluss, dass es dem feinen Herrn nicht wohl stünde, ein dienender Bruder zu werden. Deshalb gaben sie ihm einen Meister bei, der ihn in der geistlichen Kunst unterrichten sollte. Doch was er auch vorlas und sonst an ihm tat, seine Sinne waren schon zu schlaff. Es war alles vergebens. Es war der Mann sein Lebtag ein Ritter gewesen und in seinem Handwerk alt geworden. Er lernte die Kunst nicht. Bloß die beiden Worte blieben bei ihm: Ave Maria, und nichts mehr. Es tat dem Ritter selber weh. Aber es wollte die Kunst einfach nicht in seinen harten Schädel hinein. Doch die beiden Worte grub er in sein Herz. Er war sehr tugendsam. Und wo er ging und stand, was man ihn fragte, immer nur sagte er: Ave Maria. Da starb der Rittermönch und wurde begraben. Alsbald aber wuchs aus seinem Grab eine Lilie, die war sehr weiß und trug auf ihren reinen Blüten in schönem Gold geschrieben die Worte: Ave Maria. Darüber wunderten sich die Brüder sehr. Sie gruben nach, kamen auf den Grund und fanden die Wurzel der Blume in dem Mund des Marienritters.

8. September – Maria Geburt (Kleiner Frauentag)

Das Fest Maria Geburt – früher auch Kleiner Frauentag genannt – ist aus dem Weihefest der Kirche der Gottesmutter, „wo sie geboren ist", Ende des 5. Jahrhunderts entstanden und beendet den Frauendreißiger. Heute ist diese Kirche der Mutter Marias, der heiligen Anna, geweiht. Bereits im 7. Jahrhundert feierte man Maria Geburt schon im Osten und im Westen der Kirche. Der Festtag wurde von Anfang an auf den 8. September festgelegt. Das Fest der Geburt Mariens bestimmte später die Festlegung des Hochfestes der ohne Erbsünde empfangenen Jungfrau und Gottesmutter Maria auf den 8. Dezember, neun Monate vor dem 8. September. Im volksfrommen Brauchtum von West-, Ost- und Norddeutschland spielt Maria Geburt kaum noch eine Rolle, wohl aber in den Alpengegenden. In einigen Gemeinden Oberbayerns und vor allem in Südtirol finden Prozessionen statt.

Im Bauernkalender war Maria Geburt früher ein entscheidender Lostag, unter anderem in Bezug auf die Tierwelt und das Wetter. So lautet zum Beispiel ein bekannter, auf die Fauna bezogener Ausspruch: „An Maria Geburt fliegen alle Schwalben furt. Bleiben sie noch da, ist der Winter noch nicht nah."

Auch weiterer Bauernregeln sind überliefert:

* „Wenn Maria, die Jungfrau, geboren ist, so säe dein Korn, s'ist die rechte Frist."
* „Mariä gebor'n – Bauer sä Weiz'n und Korn!"
* „Wie sich's Wetter an Mariä Geburt verhält, ist's noch weitere vier Wochen bestellt."

Überlieferte Mythen und Bräuche

* Milch, die am heutigen Tag gemolken wurde, blieb besonders lange frisch und verfügte über eine hohe Heilkraft.
* Zudem sollte sie Geburtsschmerzen lindern.
* Marienmedaillen, die heute geweiht wurden, sollten eine besonders große Schutzkraft ausüben – zum Beispiel vor dem „bösen Blick".
* Der Tag war für allerlei geheimnisvolle (heute doch recht skurril erscheinende) Handlungen günstig: fing man an diesem Tag eine Schwalbe, entnahm ein Steinchen aus ihrem Magen und pulverisierte dieses, sollte es die Fallsucht sowie jegliche Art von Magenleiden umgehend kurieren.
* Nach altem Glauben war der Tag nach Maria Geburt der beste Tag für die Aussaat. Fand die Saat später statt, vermischte man die Körner mit Saatkörnern, die an Maria Geburt geweiht wurden.
* Heute sollte nicht gepflanzt werden.

Eine Sage zum Tag
Die Muttergotteskirsche

Es war noch zu der Zeit da die Mutter Gottes auf Erden wandelte. Da wohnte hoch oben im Gebirge im Land Tirol ein alter Klausner; den jammerte die bittere Armut der Leute, und als einmal die Mutter Gottes durch das Land kam, bat er sie um eine Gnade und sprach: „Erbarme dich der Armut meiner Brüder und beschere ihnen einen Obstsegen, dass sie Nahrung finden auf den Bergen." Doch am Fuß der Schneeberge reifen keine Kirschen; was konnte da für die armen Leute geschehen? Unsere liebe Frau wusste Rat. Sie nahm ihren Kranz vom Haupt, zerpflückte ihn und streute die Blättlein in den Wind, dass er sie weit hin über Berge und Hänge wehte. Aus diesen Blättlein ist die Preiselbeere erwachsen, die nun auf den Bergen gedeiht und in jedem Sommer, den Gott werden lässt, gute Ernte bringt. Die Preiselbeere aber heißt in Tirol noch heute Muttergotteskirsche, und den kleinen Strauch nennen sie dortzulande Marienpalm und Liebfrauenstrauch.

12. September – Maria Namen

Als Dankfest für die Befreiung Wiens richtete Papst Innozenz XI. (1667–1689) 1683 das Fest „Maria Namen“ für die Westkirche ein. Der neue Generalkalender allerdings hat das Fest gestrichen, da sich der Inhalt nahezu deckungsgleich mit dem des Festtages Maria Geburt verhielt. Im deutschen Regionalkalender blieb es allerdings wegen seines historischen Bezugs zum Sprachgebiet erhalten. Seit 2002 ist Maria Namen auch wieder als nichtgebotener Gedenktag im Generalkalender enthalten. Zahlreiche Kirchen sind dem Patrozinium des Namens Mariens unterstellt.

Der bäuerliche Kalender markierte Maria Namen als den Abschied des Sommers: „An Maria Namen sagt der Sommer Amen.“ Für die ländlich geprägte Gesellschaft hatte der 12. September zudem eine rechtliche Bedeutung: Ab diesem Stichtag durfte von den Armen das liegengebliebene Korn von den abgeernteten Feldern gesammelt werden.

Überlieferte Mythen und Bräuche

* Symbolisch für den scheidenden Sommer streute man getrocknete Blüten, vor allem Rosenblüten, auf die Felder.

* Man nähte heute „Muttergottesbilderl“ in die Kissen der Kinder, um ihren Schlaf zu schützen.
* Haselzweige, die man heute vor die Fenster steckte, schützten vor Blitzeinschlag.
* Stellte man heute Saatweizen in der Morgendämmerung ins Freie und nahm ihn vor Sonnenuntergang wieder herein, würde der Weizen im kommenden Jahr nicht „brandig“ werden.

Eine Sage zum Tag
Der Flachs

Auf der Flucht nach Ägypten kam Maria mehr als einmal mit ihrem Kind in große Gefahr; und als ihr die Häscher wieder einmal dicht auf den Fersen waren, lief sie in ihres Herzens Angst in ein blühendes Flachsfeld hinein und rief: „Flachs, o Flachs, verbirg mir dies Kind!“ Und alsbald begann der Flachs hin und her zu wogen, seine Halme streckten sich, sein blaues Blütenmeer leuchtete in eins mit Mariens Mantel, und seine schimmernden Wellenlinien blendeten die Häscher, dass sie weder das heilige Kind noch seine Mutter gewahrten und am Flachsfeld vorbeiritten. Als die Gefahr vorüber war, sprach Maria: „Gesegnet seist du, Flachs, dass du den Heiland der Welt verborgen hast; du sollst ihm dienen, sooft er einkehrt bei den Seinen.“ Noch heute ist der

Altar mit einem weißen Leinentuch bedeckt, wenn die Gemeinde des Herrn das heilige Mahl feiert. Der Flachs aber gedeiht von einem Jahr zum andern, und es gibt immer so viel, dass die Frauen müde werden, ihn zu verspinnen.

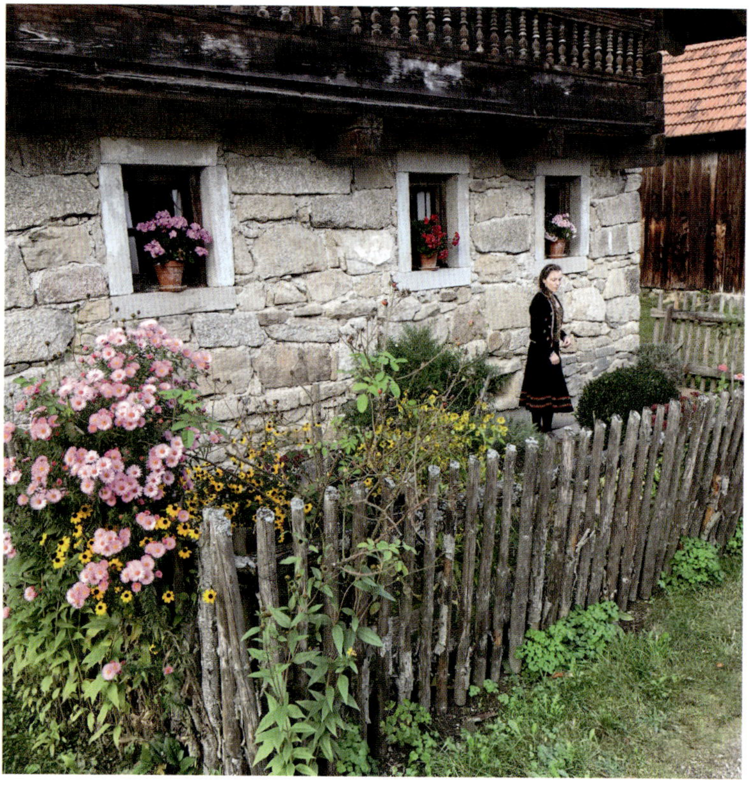

15. September – Gedächtnis der Schmerzen Mariens

1423, auf einer Kölner Synode, wurde erstmals ein Fest der Sieben Schmerzen Mariens empfohlen, das 1667 dem Orden der Serviten zu feiern erlaubt wurde und 1688 von Papst Innocenz XI. (1676–1689) eingeführt und 1727 durch Benedikt XIII. (1724–1730) für die ganze Kirche vorgeschrieben wurde. Vor allen Dingen als Bittfest für den von Napoleon 1809 gefangengenommenen Papst Pius VII. (1800–1823) fand dieses Fest Verbreitung. Parallel hatte sich am 15. September ein Fest der Sieben Schmerzen der allerseligsten Jungfrau Maria entwickelt, das 1814 von Pius VII. als Dankfest für die Rückkehr aus der napoleonischen Gefangenschaft eingeführt wurde. Der neue Kalender kennt ausschließlich den 15. September, der als gebotener Gedenktag unter dem Titel „Gedächtnis der Schmerzen Mariens“ geführt wird. Als die sieben Schmerzen Mariens gelten:

1. Die Weissagung des Simeon
2. Die Flucht nach Ägypten
3. Die dreitägige Suche Jesu bei der Wallfahrt nach Jerusalem
4. Die Begegnung mit Jesus auf dem Weg zur Kreuzigung nach Golgota
5. Die Kreuzigung Jesu

6. Die Abnahme Jesu vom Kreuz
7. Die Grablegung Jesu

Überlieferte Mythen und Bräuche

* Nähte man heute, würden die Finger krank und krumm (Gicht) werden.
* Heute geernteter und verspeister Salat half gegen Auszehrung.
* Quellwasser, das man heute frisch abschöpfte und in kleinen Fläschchen aufbewahrt wurde als „Tränen Marians“ eine starke Wundertätigkeit zugesprochen.

Eine Sage zum Tag

Das Basilienkraut

Es war in den Tagen, da Herodes dem Jesuskind nach dem Leben trachtete. Damals floh Maria voll Schrecken durch die Felder und suchte das Kind zu retten, das der Welt das Heil bringen sollte. Da gewahrte sie einen Bauersmann, der gelassen über seinen Acker schritt und die Saat streute. Sie rief ihm zu: „Lieber Bauer, lauf nach Haus und hol deine Leute, dass sie dir helfen, dein Korn schneiden und binden.“ Der Bauer tat noch die letzten Würfe, da wandte er sich um und sprach: „Ihr spottet, gute Frau, seht ihr nicht, dass ich mein Korn erst säe? Bis zur Ernte hat's noch lange Zeit." Aber die Mutter Gottes sprach: „Lieber Bauer, trau meinem Wort, gehorche und eile!" Und wiewohl sich's der Bauer vorsagte, dass es töricht sei, solchem Wort zu vertrauen, weil das Korn nie und nimmer so schnell wachsen und reifen kann, und dass er nur ins Gespött der Leute komme, so ging er doch; denn es war da eine stille Gewalt, die zwang ihn. Und wie er mit seinen Leuten kam, da stand fürwahr das Korn reif zur Ernte, und er fing alsbald an zu schneiden und zu binden. Und wie sie die ersten Garben aufstellten, verbarg sich Maria darunter samt ihrem Kind. Aber das Korn war nicht ganz hoch genug gewachsen, man sah noch einen Zipfel von dem blauen Mantel Mariens. Schnell neigten sich die Ranken des Basilienkrautes herbei, schlangen sich ineinander und deckten Maria und ihr Kind. Da kam auch schon Herodes mit seinen Häschern angesprengt. Er fragte den Bauern nach einer jungen Mutter und ihrem kleinen Kind. Der Bauer sprach: „Die hab ich wohl gesehen, doch war es zu der Zeit, da ich hier säte." „Ist es schon so lange her, so muss ich mich eilen", sprach Herodes, gab dem Pferd die Sporen und jagte mit der Schar davon. So ward Maria mit ihrem Kind gerettet. Sie wandte sich zum Basilienkraut und sprach: „Gott segne dich! Deine Blüte soll das Herz der Menschenkinder erfreuen." Seit dieser Zeit ist das Basilienkraut eine Lieblingsblume der Mädchen.

8. Oktober – Unsere Liebe Frau vom Rosenkranz

Zum Dank für den Sieg über die Türken bei Lepanto am 7. Oktober 1571, der hauptsächlich dem Rosenkranzgebet zugeschrieben wurde, weil zum Zeitpunkt der Schlacht in Rom die Rosenkranzbruderschaft um einen Sieg betete, ordnete Papst Pius V. (1566–1572) für den ersten Jahrestag des Sieges ein Marienfest an. Papst Gregor XIII. (1572–1585) gestattete 1573 allen Kirchen, die einen Rosenkranzaltar besaßen, die Einrichtung eines Rosenkranzfestes am 1. Sonntag im Oktober. Das Fest wurde auf die ganze Kirche ausgedehnt, nachdem 1716 ein Sieg über die Türken in Peterwardein errungen worden war. 1913 legte Papst Pius X. (1903–1914) den Festtermin zurück auf den 7. Oktober. Im aktuellen Festkalender ist der Termin als Gedenktag „Unsere Liebe Frau vom Rosenkranz“ festgehalten.

Überlieferte Mythen und Bräuche

* Rosenkränze, die heute geweiht wurden, spendeten besonderen Trost.
* Kürzte man Mädchen an diesem Tag die Haare, wuchsen diese besonders kräftig.

Eine Sage zum Tag
Maria keinen je vergisst, der sie mit frommem Ave grüßt

Von einem Einsiedler wird erzählt, er habe die Muttergottes oft mit einem Ave gegrüßt. In einer Nacht wurde es nun auf einmal hell in seinem Zimmer wie am Mittag. Und Maria in himmlischer Pracht stand vor ihm. Sie trug einen Mantel und auf diesem Mantel waren, von schönstem Gold gestickt, viele hundertmal die Worte zu lesen: Ave Maria! Der fromme Klausner war darüber ganz verwundert. Da sprach Maria zu ihm: „Siehe, diese schöne Goldstickerei hast du mir gemacht, dein Engel hat hier jedes Ave mit Gold eingesetzt." Dann setzte sie hinzu: „Bald ist der Schmuck des Kleides fertig, dann – sei des ewigen Lohns gewärtig!" Und der, welcher die Geschichte erzählt, macht den Schluss: „Maria keinen je vergisst, der sie mit frommen Ave grüßt!"

21. November – Unsere Liebe Frau in Jerusalem

Um das Jahr 500 erfolgt die Weihe der Kirche „Maria Nova“ in unmittelbarer Nähe des Tempels in Jerusalem. Diese Kirche ist bereits seit vielen Jahrhunderten zerstört, dennoch feiert man in der Ostkirche die „Darstellung Mariens im Tempel“. In der Westkirche wurde das Fest im 11. Jahrhundert eingeführt, 1371 wurde es in Avignon von Papst Gregor XI. für die Westkirche installiert. Das Fest „Maria Opferung“ heißt heute: „Gedenktag Unserer Lieben Frau in Jerusalem“ und wird noch immer am 21. November gefeiert.

Überlieferte Mythen und Bräuche

* An diesem Tage durfte kein Brot gebacken werden, da es sonst zu Stein wurde oder wahlweise wie Stein im Magen lag.
* Trank man heute und an den nächsten sieben Tagen Frauenmanteltee, konnte man sich bald über ein Kindlein freuen.

Eine Sage zum Tag
Der Frauenmantel

Der Frauenmantel hat gar viele Namen. Tauschüsseli oder Taumänteli heißt er bei den Alemannen, in Franken wird er Mantelkraut und Marienmantel genannt, „unserer lieben Frauen Mantel“, das ist sein voller Name. Maria ist seit alten Zeiten die Fürsprecherin der Unglücklichen, und viele haben unter ihrem Mantel Zuflucht gesucht. So haben unter dem Frauenmantel jene Engel Schutz gefunden, die, noch jung und unerfahren, sich einst vom bösen Luzifer haben verführen lassen zum Widerstand gegen Gott. Diese Engel sind nicht ganz verflucht wie jene, die mit Vorbedacht gesündigt haben; darum dürfen sie des Nachts zwischen Himmel und Erde ausfliegen. Vor der aufgehenden Sonne aber bergen sie sich im „Mantel unserer lieben Frau“, und die Silbertropfen, die im „Tauschüsseli“ glitzern, sind die Tränen, die diese Engel am Morgen und Abend weinen, im Heimweh nach der himmlischen Behausung. Sind aber die Tränen von den Strahlen der Sonne aufgezehrt, dann ist ihres Bleibens unter dem Marienmantel nicht länger; dann müssen sie in ihre Wohnungen fliegen, die hinter den sieben Wolken liegen, wo man nur von ferne des Himmels Glanz sehen kann.

8. Dezember – Hochfest der ohne Erbsünde empfangenen Jungfrau und Gottesmutter Maria

Das Fest der Unbefleckten Empfängnis der allerseligsten Jungfrau Maria ist in der Ostkirche am 8. Dezember seit dem 10. Jahrhundert nachweisbar. Die Zeugung Mariens wird im heutigen Kalender als „Hochfest der ohne Erbsünde empfangenen Jungfrau und Gottesmutter Maria“ bezeichnet. Durch die Dogmatisierung der Unbefleckten Empfängnis 1854 hat dieses Fest ein neues Gewicht bekommen. Die Aussage: „Maria ist unbefleckt empfangen“ steht im Zusammenhang der von Augustinus (354–430) ausgearbeiteten Erbsündenlehre. Der Mensch kann allein durch Christus von der Erbsünde befreit werden.

— Theologisch betrachtet war Marias Befreiung von der Erbsünde nie bestritten worden. Umstritten war jedoch, zu welchem Zeitpunkt dies geschehen sein soll. Da Maria selbst nicht jungfräulich geboren worden war, ging man zum Beispiel davon aus, dass Maria erst durch die Verkündigung des Engels von der Erbsünde befreit worden war. Seit dem Mittelalter setzte sich die Meinung durch, die Befreiung Marias von der Erbsünde sei im Augenblick ihrer Empfängnis erfolgt. Erst 1854 wurde durch Papst Pius IX. (1846–1878) diese Erkenntnis dogmatisiert. In der lateinischen Kirche ist dieses

Marienfest mitunter das gewichtigste, beinhaltet es doch die Besonderheit Mariens, die über sie hinaus auf Christus verweist.

Überlieferte Mythen und Bräuche

* Der Zeitraum zwischen Maria Geburt und Maria Empfängnis galt als besonders günstig für das Abstillten und Entwöhnen von Kindern.
* Auch wurde er zur Ablegung von Heilkuren als günstig betrachtet.
* Wie auch an den anderen Marienfesttagen sollten etliche Erzählungen vor allem die Frauen davon abhalten, hart zu arbeiten. So hieß es zum Beispiel, wer heute nähte oder stopfte, dem erschiene noch in der Nacht die „Weiße Frau".
* Der Festtag galt ebenfalls als Lostag für die künftige Witterung. Regen an Maria Empfängnis sollte auf ein verregnetes Weihnachtsfest und starken Schneefall um die Jahreswende hinweisen.

Eine Sage zum Tag
Die Bekräftigung der unbefleckten Empfängnis Marias

Im Jahr des Herrn 1653 ersuchte ein Priester aus der Bruderschaft Unserer Lieben Frau den sehr gelehrten und geistreichen Prediger Antonius de Guero, Doktor der heiligen Theologie und Mitglied der heiligen Congregation des heiligen Philippus Neri: er möge doch an dem Fest der Himmelfahrt Maria in Xantina, einer Stadt im Königreich Spanien, die übliche Predigt halten.

Antonius de Guero willfahrte diesem Gesuch und begab sich deshalb nach Xantina, wo er bei Johann Baptist Berell, dem Präfekten der besagten Congregation, gute Aufnahme und Herberge fand. In der Nacht nun ist an die Mauer der Kirche ein Zettel angeheftet worden, auf dem zu lesen war: „Maria ist in der Erbsünde empfangen!“ Unten aber stand mit kleinen Buchstaben geschrieben: „Bernardus. Bonaventura.“

Als der Prediger Antonius de Guero des Morgens durch den Präfekten dieses Ereignis erfuhr und die Behauptung: „dass Maria in der Erbsünde empfangen sei“, änderte er alsbald sein Thema der Predigt und redete zum Volk nur von der unbefleckten Empfängnis der Mutter des Welterlösers, an den Spruch der Heiligen Schrift anknüpfend: „Gleichwie eine Lilie unter den

Dornen, also ist meine Freundin unter den Töchtern Adams!“ (Hohelied 20,2)

— Nach gehaltener Predigt ging er wieder in die königliche Stadt zurück. – Einmal geschah es nun, dass er von befreundeten Geistlichen in der Nachbarschaft zu einem Besuch eingeladen wurde. Nachdem die Gesellschaft den Tag mit erbaulichen und geist- und herzerfrischenden Gesprächen zugebracht und mit einem einfachen Abendessen beschlossen hatte, suchte man die Ruhestatt auf. Nur Antonius blieb noch zurück und ging bei dem sogenannten roten Brünnlein im hellen Mondenschimmer auf und nieder. So brach die Nacht herein und er betete seinen Rosenkranz. Da fiel ihm plötzlich ein, dass er neulich in der Predigt die unbefleckte Empfängnis Marias verteidigt und gesagt hatte: „Eine Lilie blühe unter den Dornen!“ was doch ebenso unmöglich ist, als dass eine Rose unter Stein und Felsen sprieße. Lange hing er diesem Gedanken nach und schon verwirrte trüber Zweifel seine Seele, als sich vor seinen Augen ein Dornenstrauch zeigte, in dessen Mitte eine Lilie wuchs, was er aber beim Auf- und Niedergehen bis jetzt ebensowenig gesehen hatte, als er früher die Wahrheit des von ihm verteidigten Satzes eingesehen hatte. – Voll Reue über seinen gehegten Zweifel warf er sich zur Erde, und bat inständig die heilige Muttergottes um Verzeihung. In Zerknirschung und in Tränen fand ihn sein Freund, der ihn zu suchen ausgegangen war. Gerührt hörte er die Erzählung des Antonius an und sah die liebliche Blume unter Dornen stehen. Beide gruben nach der Wurzel und fanden – o Wunder! – an der Zwiebel derselben das Bild der unbefleckt empfangenen Jungfrau Maria, angetan mit dem blauen Mantel, die goldenen Haare vom Haupt sanft herabwallend. Andächtig trugen die Geistlichen die Wunderblume nach Hause. Dann wurde sie dem Erzbischof von Valenza wie auch dem Markgrafen St. Roman gezeigt.

Als der Erzbischof das Bildnis gesehen und die Geschichte seiner wundersamen Auffindung erfahren und ernsthaft geprüft hatte, schickte er dasselbe, in ein goldenes und silbernes Kästchen gelegt, dem spanischen König Heinrich IV., der, nach seiner bekannten Frömmigkeit, zuerst das Bildnis zur öffentlichen Verehrung ausstellen und dann andächtig aufbewahren ließ.

aus: Kunde der christlichen Vorzeit

Mitten in den Schrecken und Grausamkeiten des Dreißigjährigen Krieges hat Johann Khuen 1638 ein bis heute berührendes Marienlied geschrieben:

Sagt an, wer ist doch diese, die auf am Himmel geht,
die überm Paradiese als Morgenröte steht?
Sie kommt hervor von ferne;
es schmückt sie Mond und Sterne,
die Braut von Nazareth.
Sie ist die reinste Rose, ganz schön und auserwählt,
die Magd, die makellose, der sich der Herr vermählt.
O eilet, sie zu schauen, die schönste aller Frauen,
die Freude aller Welt.
Sie ist der Himmelsheere, der Engel Königin,
der Heilgen Lust und Ehre, der Menschen Trösterin,
die Zuflucht aller Sünder, die Hilfe ihrer Kinder,
die beste Mittlerin.

Ist Marienbrauchtum noch zeitgerecht?

Es ist jedes Mal ein farbenfrohes Bild, wenn am 15. August die Frauen und Kinder ihre Kräuterbuschen zur Kirche tragen. Üben sie nur einen alten Brauch aus, noch dazu mit abergläubischem Einschlag? Oder wissen sie – ebenso wie ihre Vorfahren – von der stillen und starken Heilkraft der Kräuter, die durch den Segen der Kirche ihre Bestätigung finden?

Gerade in unseren Tagen ist der Sinn für die natürlichen Kräfte der Blumen und Kräuter wieder neu erwacht, lenkt sich der Blick wieder mehr hin zur Natur. So kann auch dieser Jahrhunderte alte Brauch wieder ein neues Verständnis finden und zur Manifestation der Schöpferherrlichkeit werden. Und auch die Wahrnehmung der Natur kann von neu erwachter Dankbarkeit geprägt sein, die Ausdruck in einem ehrwürdigeren und achtsameren Umgang mit der gesamten Tier- und Pflanzenwelt finden kann. Schließlich schulden wir der Heilkraft der Kräuter großen Dank, ganz so wie es auch schon unsere Ahnen empfanden. Die Verbindung zur Gottesmutter Maria hingegen, welche in ihrer Schlichtheit und Mütterlichkeit den Menschen schon immer Ruhe und

Beständigkeit vermittelt hat, kann gerade in unserer schnelllebigen Zeit Trost und Sicherheit vermitteln.

—— Brauchtumsreiche Festtage im Bauernjahr trugen die Menschen seit jeher durch den Jahreslauf. Vielleicht können auch wir ihr Andenken etwas aufrechterhalten und den tieferen Sinn hinter vielen der alten Rituale und Brauchtümer nicht ganz aus dem Gedächtnis verlieren.

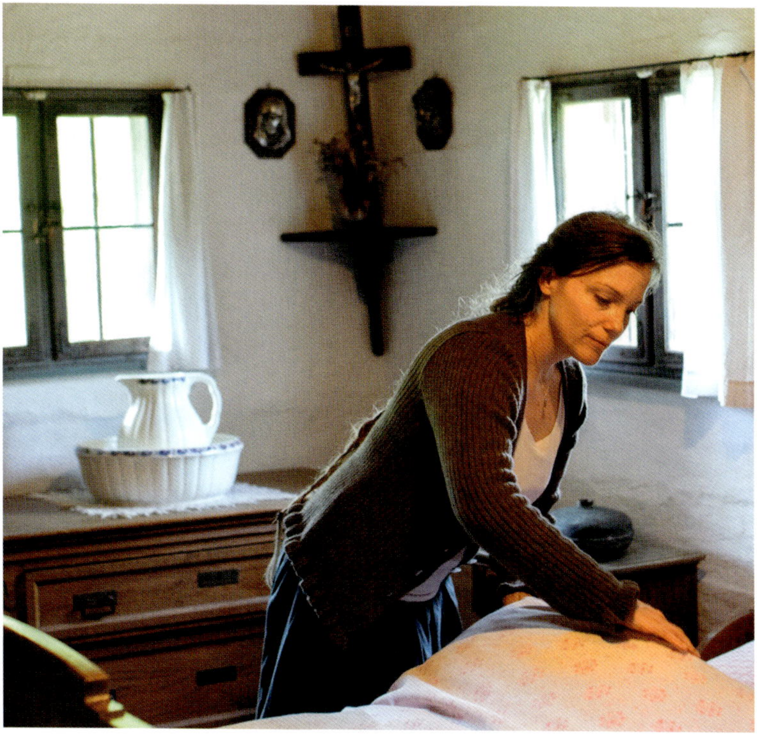

JULIANE DANIEL

Marias heilige Kräuter

Einladung zum Kräuterbuschenbinden

Als Apothekerin und Kräuterpädagogin lade ich Sie herzlich ein, mich auf einem meiner Streifzüge durch die Welt der Pflanzen zu begleiten. Unser Augenmerk richtet sich diesmal auf Pflanzen, die eine bedeutende Rolle im Brauchtum der Marienverehrung innehaben und denen deshalb ein Platz im Kräuterbuschen gebührt. Darunter finden sich wichtige Heilpflanzen für die Hausapotheke und solche, die das Wesen der heiligen Jungfrau Maria veranschaulichen oder für Inhalte des christlichen Glaubens stehen. Gefüllt mit einem bunten Korb voller Wissen über wirksame Inhaltsstoffe und Berichten aus dem Erfahrungsschatz kräuterkundiger Menschen kehren wir heim. Verzaubert von Mythen und Legenden binden wir anschließend einen Buschen voller Magie, versehen mit einem Quäntchen Liebe und Feenhumor. Mögen die Pflanzenwesen des gesegneten Kräuterbuschen uns in allen Zeiten heilsam und beschützend beistehen.

Bitte beachten Sie:
Heilpflanzen sind Arzneimittel. Sie enthalten pharmakologisch wirksame Inhaltsstoffe, die unsere Gesundheit im Physischen wie Psychischen beeinflussen. Sie können unerwünschte Nebenwirkungen und Wechselwirkungen mit anderen Arzneimitteln haben. Daher empfiehlt es sich, im Zweifelsfall Heilpflanzen erst nach Rücksprache mit einem Arzt oder einem Apotheker einzusetzen. Insbesondere gilt dies zu beachten, wenn Heilpflanzen bei Säuglingen und Kleinkindern sowie in Schwangerschaft und Stillzeit angedacht sind.

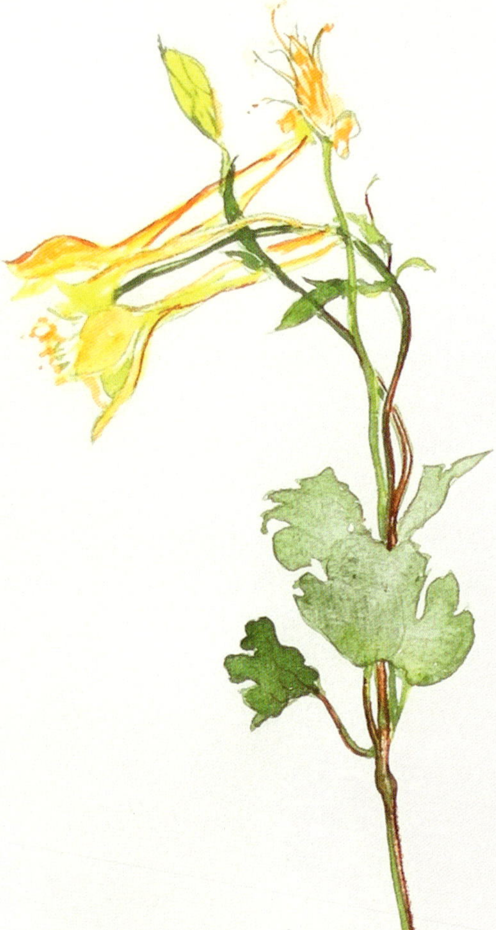

Akelei
Aquilegia vulgaris

Weitere Namen: Adlerblume, Tauberl, Columbine, Fünfvögerl

Familie der Hahnenfußgewächse

Manchmal, so scheint es, bricht sich Mutter Erdes künstlerische Ader Bahn. Sie gestaltet dann in kreativer Hingabe Blüten, die uns Menschen bei genauer Betrachtung in Staunen versetzen.

— Im Marien- und Wonnemonat Mai, wenn die Natur in einem Duft- und Farbspektakel explodiert, lässt die Akelei im Garten majestätisch erhaben und dennoch zart und bescheiden himmelwärts strebend die Mitbewerber im Blumenbeet unter sich und lockt Hummeln und Falter mit köstlichem Nektar in ihren Blüten an.

— Die wilden Akeleien existieren seit Millionen von Jahren, doch leider sind sie immer seltener in der Natur anzutreffen und stehen deshalb unter Naturschutz. Beim Wandern in den oberbayerischen Alpen erblicken wir sie vereinzelt am Waldesrand. Sogleich sollten wir diesen seltenen An- und Augenblick nutzen und eine Pause der Betrachtung und Bewunderung einlegen.

Ummantelt von fünf abstehenden Hüllblättern zeigt die Blüte der Akelei fünf eng aneinanderliegende, trichterförmige und gespornte Honigblätter. Ein jedes je nach Interpretation in der Form einer Taube, einer Adlerkralle oder eines Gefäßes zum Wassersammeln (lat. *aquileges*). Die grünen Blätter der Akelei sind lang gestielt und dreifach dreigeteilt.

Wildwachsend erstrahlt die Akelei im blauen Farbton. Bereits im Mittelalter wurde die exotisch anmutende Pflanze nebst Veilchen, Rose, Lilie und Schwertlilie zum gestalterischen Element in Lustgärten. Durch Züchtungen und Mutationen entstand im Laufe der Zeit eine Vielfalt an Akeleien mit farbenfrohen, gefüllten und nicht gefüllten Elfenschuhen in den verschiedensten Nuancen.

Je länger wir die Akelei während unserer Verschnaufpause am Waldesrand betrachten, umso geheimnisvoller erscheint sie uns. Die Zahl fünf der Blütenblätter und deren Anordnung, zeigen von unten betrachtet den Grundriss eines Pentagramms. Der in einem Zug gezeichnete Fünfstern ist ein uraltes magisches Schutzzeichen, das vor allem im Mittelalter im Glauben der Menschen vor den gefürchteten Nachtdämonen, den atemraubenden Druden, schützen sollte. In der dreimaligen Dreigliederung der Blätter sah man eine Verbindung zur Heiligen Dreifaltigkeit.

— Das in der Natur selten vorkommende Blau ihrer Blüten spiegelt den Himmel, das Göttliche und die Ewigkeit. Blau lässt uns frösteln, Abstand halten und Vorsicht walten. Zu Recht, enthalten zuweilen blau blühende Pflanzen wie der Eisenhut und die Akelei giftige Alkaloide oder Blausäure. Die abwehrende Qualität der Farbe Blau ist derart kraftvoll, dass selbst bösartiges Gesindel an ihr abprallt.

— Die Signaturen ihrer Gestalt verbunden mit ihrer heilkräftigen Wirkung ließen die Akelei zu einer dämonenabwehrenden Schutzpflanze und einer heiligen Marienpflanze werden.

— Verewigt in Poesie und der bildenden Kunst wurde die Akelei zum Zeichen für den Sieg des Lebens über den Tod, den Sieg des Guten über das Böse. Als Symbol des Heiligen Geistes ersetzt sie in manchen Werken die Taube. Die sieben Gaben des Heiligen Geistes (Weisheit, Einsicht, Rat, Stärke, Erkenntnis, Gottesfurcht und Frömmigkeit – vgl. Jesaja 11,2) verkörpern die zumeist sieben Blüten einer Akeleistaude. Die Zahl Sieben steht symbolisch für Fülle und Vollkommenheit.

— In Gemälden und Altarbildern breitet Maria, die Himmelskönigin, ihren blauen, mit Akeleiblättern verzierten Mantel schützend über die Zuflucht suchenden Menschen aus. Dabei erscheint sie gleich der Akelei majestätisch anmutend und dennoch zart und bescheiden, ihr Haupt zur Erde neigend.

In der Volksheilkunde wurden die Blüten und Blätter als Tee getrunken, mit Wein und Honig eingenommen oder frisch gegessen. Verwendet wurden immer nur kleine Mengen, wohl wissend, dass ein allzu viel davon schädlich war. Hildegard von Bingen empfahl Zubereitungen der Akelei gegen Fieber, verschleimten Husten, Schwellungen der Lymphknoten (Skrofeln) und zur Reinigung der Haut und Leber. In der Bevölkerung galten die Blüten und Samen als Aphrodisiakum für Männer. Heute wird die Akelei wegen ihrer giftigen Inhaltsstoffe, der cyanogen Glykoside, zumeist nur in der Homöopathie angewendet.

Unser Verweilen bei der Akelei neigt sich dem Ende und wir machen uns auf den Heimweg. Denn Zuhause, warten die vielen bunten Elfenschühchen in unserem Garten bereits neugierig darauf, was wir von unserem Besuch bei ihren wilden Vorfahren am Waldesrand zu erzählen haben.

Veilchen
Viola odorata

Weiter Namen: Märzveilchen, Marienstängel, Jungfrauenblüte, Demutsblümchen

Familie der Veilchengewächse

Sei wie das Veilchen im Moose,
bescheiden, sittsam und rein
und nicht wie die stolze Rose,
die immer bewundert will sein.

Wie jede Jahreszeit hat auch der dunkle Winter seine für Mensch und Natur wichtige Qualitäten. Dennoch freuen wir uns, wenn sich im März mit Gänseblümchen, Leberblümchen, Scharbockskraut und Buschwindröschen der Frühling ankündigt. Wie freut sich unser Auge und unser Herz beim Anblick der bunten Tupfen am Waldesrand und auf der Wiese.

— Fröhlich vor sich hin stapfend, die frische Luft einatmend, erschnuppern wir bei unserem Spaziergang plötzlich einen feinen Duft. Woher er wohl kommen mag? Und da entdecken wir sie bereits: Kleine, zarte violette Blümchen, die eng zusammengerückt die ersten warmen Sonnenstrahlen genießen. Und wir

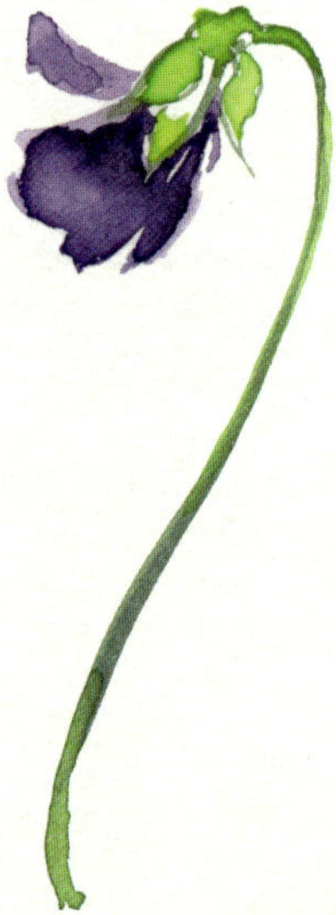

erkennen sie auch sogleich, die wohlriechenden Veilchen.

Wir erinnern uns an unser Poesiealbum und auch daran, dass wir – also zumindest ich – dieses Sprüchlein über das Veilchen von wegen bescheiden, sittsam und rein als sehr befremdlich und einschüchternd empfand und es in mir das Rebellische weckte. Und hätte der damalige Verfasser etwas genauer hingeschaut, hätte er dieses Repertoire an Eigenschaften sicherlich zu meiner Zufriedenheit erweitert.

Tief beugen wir uns hinunter oder gehen am besten gleich auf die Knie und verstehen, warum das Veilchen im Mittelalter als Zeichen der Demut und Bescheidenheit der Gottesmutter gesehen wurde. Doch nehmen wir uns die Zeit und betrachten die Blüte ein wenig länger.

Jeder von uns erinnert sich sicherlich an eine Situation, in der ihm nichts anderes übrigblieb, als ein Menschenkind zu tadeln, weil es etwas angestellt hatte. Mit gebeugtem Köpflein steht der kleine Übeltäter wie ein Veilchen vor uns, doch wir fühlen auch, wie sein ganzer Körper keck und ein bisschen überzeugt von seiner Tat strahlen. Und wir haben Müh und Not, ein ernstes Gesicht zu wahren. Und genau so empfinde ich das Wesen des Veilchen im Moose.

Das Veilchen, so klein es auch sein mag, bildet kaum verblüht, mit Hilfe kleiner Ranken, ein neues großes

Blattpolster aus. Im Mittelalter verbanden die Menschen dies mit der Zähigkeit und Zielstrebigkeit der Verehrung der Gottesmutter Maria, die sich rasch im Volke ausbreitete. Heute würde man das als Keckheit und mutiges Selbstbewusstsein bezeichnen.

Hildegard von Bingen verwendete die Blüten des Veilchens in einer Salbe, um entzündete Haut, unseren individuellen Schutzmantel und unsere Abgrenzung nach außen, zu heilen. Noch heute ist das verwandte Stiefmütterchen (Viola tricolor), als Tee getrunken oder in Kosmetik verarbeitet, ein kleiner Helfer mit großer Wirkung bei Neurodermitis geplagter Kinderhaut.

Wir verabschieden uns für diesen Frühling vom Veilchen, richten unseren Körper wieder auf und gehen mit der einen oder anderen neuen Lebenserkenntnis weiter, die zumindest für mich folgendermaßen lautet: Wenn wir bescheiden sind, in dem was wir im Leben wirklich benötigen, uns selbst und andere sittsam wertschätzen und respektieren, unsere Visionen und Pläne rein leben, ohne uns von außen ständig beeinflussen zu lassen, dann schenken wir uns und der Welt einen sinnlichen Duft und eine kecke und authentische Freude am Leben.

Und das mit der Rose und dem Stolz ist ein Thema für den Monat Juni, so verkünden es zumindest die Rosenpropheten bereits im März, wie die wohlriechenden Veilchen in Persien genannt werden.

Weiße Lilie
Lilium candidum

Weitere Namen: Gilge, Madonnenlilie

Familie der Liliengewächse

Nun stehe ich vor Dir im Klostergarten
Madonnenlilie wirst Du genannt
Göttliche Schönheit in vollkommener Anmut
aus Deiner Heimat in Kleinasien durch die Zeiten und Kulturen der Menschheitsgeschichte in unsere Gärten gebracht
und doch nicht heimisch geworden
Geboren aus Heras Muttermilch als Herakles heimlich an Heras Brust sich nährte und Tropfen der kostbaren Milch auf die Erde fielen
Unsterblichkeit und Wiedergeburt
Grabschmuck
Du wurdest ob Deiner vulvaförmigen Blüte zum Attribut der Muttergöttinnen
Empfangende und Gebärende
Von Aphrodite erhieltest Du in rasender Eifersucht auf Deine göttliche Schönheit einen Phallusartigen Pistill*
Im Hohen Lied der Liebe besungen
Von Homer bis Walahfried Strabo mit Worten verehrt

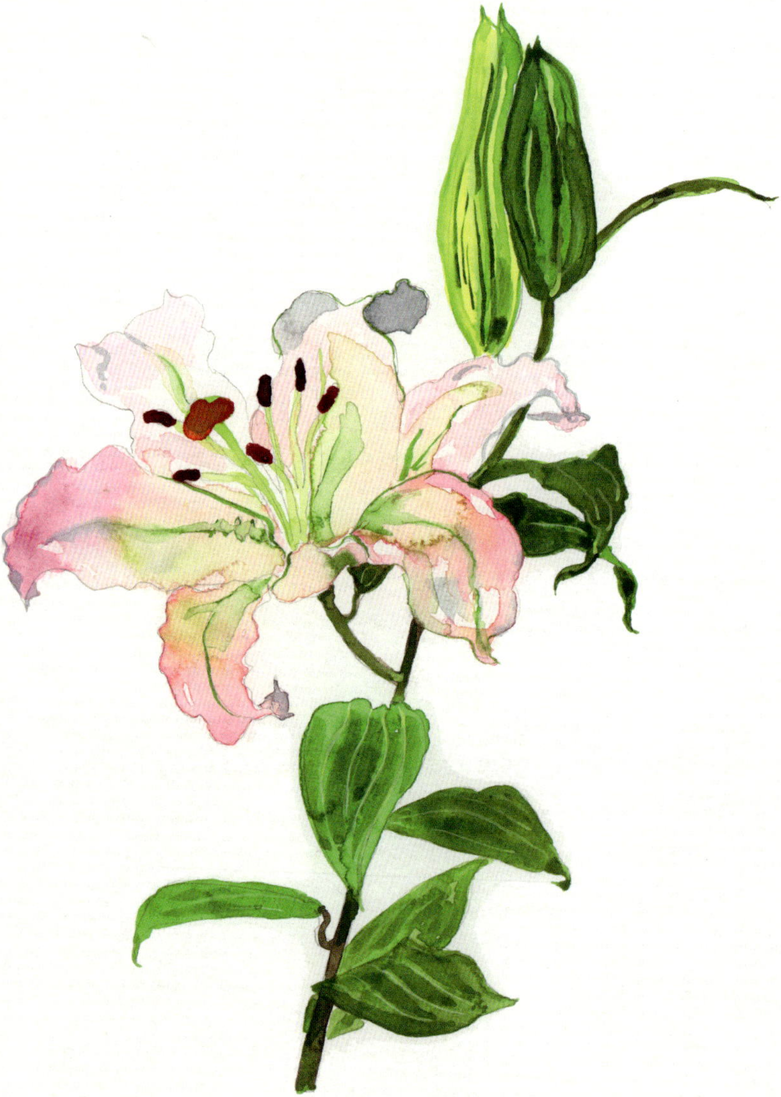

Deine Zwiebeln heilen Wunden und Bisse von wilden Tieren
Du wehrst das Böse und den Teufel ab
Die Schätze Deiner Blüten sind Saponine, Flavonoide, Schleimstoffe
und Balsam für unsere Haut
Mit Dir in den Händen verkündete der Engel Gabriel Maria,
sie werde den Sohn Gottes vom Heiligen Geist empfangen und gebären
Rein und jungfräulich erstrahlt Dein Weiß über alle Blumen hinweg
und bringt nach Hildegard von Bingen Licht und Freude in ein trübes Herz
Vorsichtig und achtsam nähere ich mich Deiner erhabenen Blüte
Nun wissend ob Deiner inneren Werte
sehe ich Dich nicht mehr nur rein äußerlich als vollkommene Schönheit
Dennoch widerstrebt es mir länger bei Dir zu verweilen
und puste frohgemut ein winziges, Dein Antlitz störendes
Insekt von Deinem glatten Blütenblatt

*auf dieses kleine Detail wird in der Darstellung Marias mit ihren Symbolpflanzen im Mittelalter verzichtet

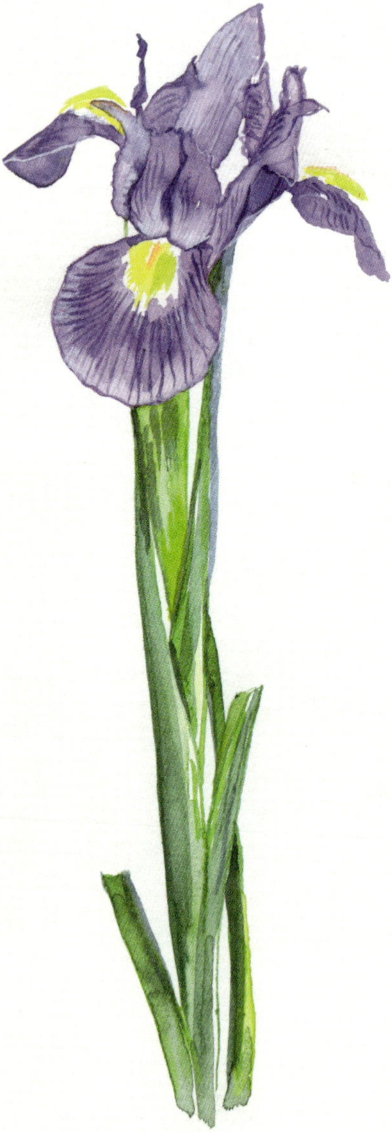

Deutsche Schwertlilie
Iris germanica

Weiter Namen: Blaue Lilie

Familie der Schwertliliengewächse

Sie ist eine der wenigen Pflanzen, deren Wurzelrhizom noch heute wie damals in der Antike in exakt der gleichen Form bei einer bestimmten Beschwerde angewendet wird. Bereits Plinius schrieb über die Veilchenwurzel, wie das Rhizom der Schwertlilie irrtümlicherweise genannt wird, man solle sie zahnenden Kindern zur Linderung als Amulett um den Hals hängen. Und so kaut manch kleiner Erdenbürger noch heute wie damals auf seiner Veilchenwurzel herum, auf dass die Zähnlein weniger schmerzhaft durchbrechen.

Gänzlich falsch ist die Bezeichnung Veilchenwurz dennoch nicht. Das Rhizom der Schwertlilie riecht nach dem Trocknen tatsächlich nach Veilchen und wurde in den Zeiten, als die Menschen es mieden, sich wegen der Ansteckungsgefahr mit Wasser zu waschen, als Puder für ihre weißen Perücken verwendet.

Düfte verbanden die Menschen schon immer mit dem Göttlichen, dem Himmlischen. Sie entwickelten Methoden zur Gewinnung der Duftstoffe aus den Pflanzen und nannten die so erhaltenen Produkte auf Grund ihrer Eigenschaften ätherische Öle. Das durch Wasserdampfdestillation des Rhizoms der Schwertlilie gewonnene, sehr kostbare Irisöl nimmt in der Aromatherapie einen besonderen Stellenwert ein. Bereits kleinste Mengen wirken beruhigend, ausgleichend und erdend. Zusammen mit Rosenöl wird es in der Sterbebegleitung angewendet.

Der Gattungsname Iris bezieht sich auf den Farbenreichtum der einzelnen Arten, die wie ein Regenbogen in allen Farben schimmern. Der Beiname germanica lässt vermuten, dass diese Art Made in Germany sei. Dabei kommt sie ursprünglich aus dem östlichen Mittelmeerraum und ist in Mitteleuropa nur eingebürgert.

Anhand der Form ihrer Blätter, die Schwertern ähneln, kann man sie leicht von der ebenfalls blau blühenden, im süddeutschen Raum auf Moorwiesen antreffenden Sibirischen Schwertlilie unterscheiden. Die Könige Frankreichs erkoren die von Schwertern beschützte Blüte der Schwertlilie in stilisierter Form zu ihrer Wappenpflanze.

Aus der griechischen Mythologie bekannt ist uns die jungfräuliche Götterbotin Iris, die über den Regenbogen vom Götterhimmel Olymp zu den anderen Göttern und den Menschen eilte, um die Befehle des Ehepaares Hera und Zeus zu vermitteln. Sie geleitete zudem die Seelen der Sterblichen, vornehmlich die weiblichen Seelen, entlang des farbenfroh schillernden, sich vom Boden weit in den Himmel streckenden Regenbogens in das Land des ewigen Friedens.

Erblicke ich am Himmel einen Regenbogen, wünsche ich mir, die Zeiger der Uhr mögen in diesem kostbaren Moment langsamer voranschreiten. Ein Naturspektakel durch das Zusammenwirken von Sonne und Regen, existent und doch nicht greifbar, lässt mich das Transzendente erfahrbar machen, dass am Ende des Regenbogens vielleicht doch Zwerge Schätze von unendlichem Wert hüten.

Im Christentum ist Maria unser Regenbogen. Sie hat sich mutig für das Göttliche nach oben geöffnet und es empfangen und ist doch Mensch aus Fleisch und Blut geblieben. In ihr vereinigte sich das Nichtgreifbare und doch Existente in der Gestalt ihres Sohnes. Wenn nicht sie, wer dann, kann unsere Gebete an die richtige Stelle weiterleiten.

Ein Blick im Frühsommer in die Blüte einer Schwertlilie, einer Iris, erinnert uns an diese Regenbogenmomente. Und wir verstehen nun, warum die Schwertlilie in den Reigen der Marienpflanzen gehört.

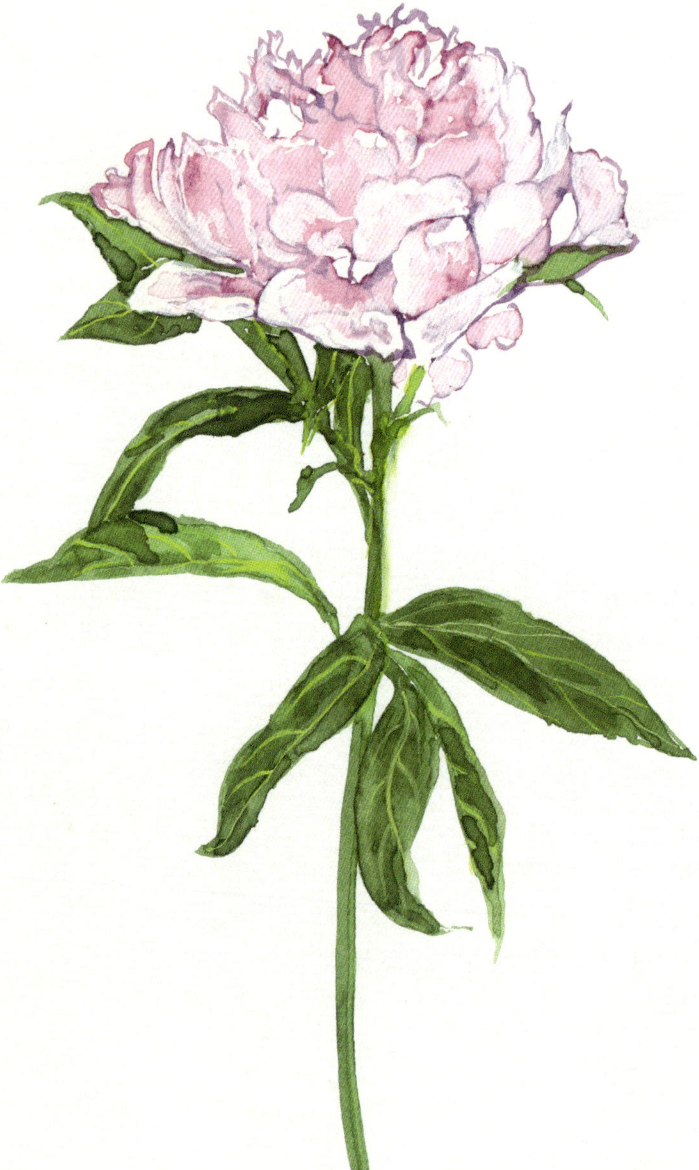

Echte Pfingstrose
Paonia officinalis

Weiter Namen: Rose ohne Dornen, Benediktenrose, Bauernrose, Gichtrose

Familie der Pfingstrosengewächse

Als prachtvoll und üppig blühende Rose ohne Dornen beansprucht die Pfingstrose mit ihrem vollschlanken Wuchs und ihrem intensiven Duft viel Platz im sonnigen Blumenbeet. Ihre Reise zu uns begann an den kalkhaltigen Berghängen Südeuropas und Kleinasiens. Mönche aus dem Ordens des Heiligen Benedikts von Nursia brachten die Pfingstrose in die Klostergärten nördlich der Alpen, von wo aus sie den Weg in die mittelalterlichen Zier- und Bauerngärten fand. Zunächst als Heilpflanze, dann als Marienpflanze und zuletzt auch als Kulturpflanze.

Bereits in der Antike überreichte Apollon, der heilkundige Sonnengott, sie dem Götterarzt Paeon, der damit die tiefen Wunden Plutos heilte, die sich dieser im Kampf mit Herkules zugezogen hatte. Dankbar rettete Pluto daraufhin Paeon vor dem – wie sollte es im griechischen Pantheon auch anders sein – eifersüchtig rasenden Aesculap, indem er ihn in eine Pflanze verwandelte, die Paeonie.

— In den Klöstern als wissenschaftliche Stätten wurden bei den Studien der antiken Schriften neben der wundheilenden Wirkung der Wurzel weitere Heilwirkungen der Paeonie entdeckt. Die Wurzel in Wein getrunken, half gegen Magenschmerzen, Gelbsucht, Blasen- und Nierenleiden sowie die Gicht. Hildegard von Bingen verwendete die Wurzel und die Samen gegen Epilepsie, früher Fallsucht genannt. In der Volksheilkunde wurden die Samen, die sogenannten Appoloniakörner, als Kette zahnenden Kleinkindern zum Kauen gegeben. In der Dunkelheit sollen die Samen hell fluoreszierend leuchten und dadurch besondere Zauberkräfte haben.

— Die Heileigenschaften Apolls wurden in späteren, christlichen Zeiten auf Jesus übertragen und die Pfingstrose wurde zur heiligen Pflanze. Als Rose ohne Dornen wurde sie zur Attributspflanze Marias, die durch die Geburt Christi als Frau die Sünden Evas getilgt hat.

— Die Artbezeichnung officinalis bei einer Pflanze bedeutet, dass diese Pflanze früher in den Apotheken eine häufig zu Arzneien verarbeitete Droge war und in der Kloster- und Volksheilkunde vielseitig eingesetzt wurde. Besonders als Mittel gegen die Fallsucht und in der Frauenheilkunde wurde die Pfingstrose traditionell angewendet.

— In der europäischen Medizin wird wegen der geringen Giftigkeit der Pfingstrose heutzutage nur noch die

Wurzel in der Homöopathie eingesetzt. Eine kleine Menge an Blütenblättern als Schmuckdroge in Teemischungen ist okay. Anders in der Traditionellen Chinesischen Medizin, in der Pfingstrosen bereits seit mehr als 4000 Jahren eine wichtige Rolle spielen.

Im 18. Jahrhundert fanden chinesische Strauchpäonien den Weg in die Gärten Europas. Neue Wuchsformen und Farben der Blütenblätter ließen züchterische Herzen höher schlagen. Was dabei an himmlischer und lichtvoller Pracht entstanden ist, bewundern wir im Marienmonat Mai als Altarschmuck in den Kirchen und erleben es mit allen Sinnen bei einem Spaziergang durch die Beete des Staudensichtungsgartens in Weihenstephan.

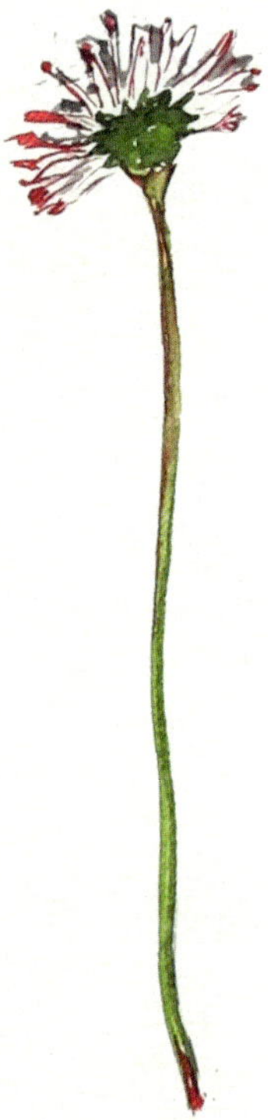

Gänseblümchen
Bellis perennis

Weitere Namen: Maßliebchen, Tausendschön

Familie der Korbblütengewächse

Ein Gänseblümchen erzählt über die Sprache der Pflanzen
Bevor die Menschen begannen, mit Hilfe technologischer Entwicklungen alles aber auch alles in Zahlen, Statistiken und Belegbares zu packen und uns Pflanzen nur nach Effizienz und Ausbeute zu betrachten, verließen sich die Kräuterkundigen auf ihre Sinne, ihre Intuition und ihre Hellsichtigkeit, denn sie kannten es nicht anders. Auch ohne Bestimmungs- und Heilpflanzenbücher behielten sie ihr erworbenes Wissen und gaben es mündlich von Generation zu Generation weiter. Dabei wurden sie von uns, den Pflanzen, unterstützt. Wir vermittelten ihnen in unserer Sprache und der damit verbundenen Botschaft, unser Wesen und unsere Heilkraft. Unsere Sprache kommuniziert mit den Menschen auf körperlicher, geistiger und seelischer Ebene. Wichtige Zeichen unserer Sprache sind dabei unsere Signaturen: die Farbe und der Duft unserer Blüten, die Form der Blätter, unser Körperbau und unsere Lebenskraft, der Rhythmus unseres Lebens, unser Standort und vieles

mehr. Vor rund 500 Jahren griff ein weiser Mensch namens Paracelsus diese Lehre der Signaturen wieder auf und ergänzte sie um die Qualitäten der damals bekannten sieben Planeten, die alles Lebendige auf der Erde mitprägen.

Wenn auch kritische Stimmen laut werden, die keinen Zusammenhang zwischen unserem äußeren Erscheinungsbild und unserer pharmakologischen Wirkung sehen, gibt es sensible Menschen, die sich zu uns setzen und unser Wesen und unsere Wirkung mit ihren Sinnen ohne Technik und Geräte erforschen.

Und nun zu mir, dem Gänseblümchen

Kaum ist der letzte Schnee auf den Wiesen geschmolzen, strecke ich meine Blütenköpfchen mit vor Aufregung geröteten Wangen der Sonne entgegen, um ihre Energie und Wärme einzufangen. Welche Freude bereite ich den großen und kleinen Menschen, wenn nach den langen und trüben Wintertagen, kleine gelbweiße Farbtupfer die noch etwas blassen Wiesen bedecken. Mit meinen gelben Röhrenblüten will ich die Menschen nicht nur wie die Sonne zum Strahlen bringen, sondern ihnen auch zeigen, dass ich als Tee getrunken oder auf einem Butterbrot mit Genuss verzehrt, die Abwehrkräfte stärke und den menschlichen Körper von den Schlacken der trägen Zeit befreie. Weil meine stärkenden, reinigenden und schützenden Kräfte nicht nur innerlich, sondern auch äußerlich helfen, haben mir die Menschen den Namen Tausendschön gegeben. Als Hautwaschung helfe ich Kindern mit juckender und schmerzhafter Neurodermitis oder Jugendlichen mit einer unreinen Haut.

Meine weißen Zungenblüten enthüllen meine mondhaften Eigenschaften. Der Mond zeigt sich in uns Pflanzen durch die Farbe Weiß in Pflanzenteilen oder durch das Schließen der Blütenköpfchen am Abend oder wenn Regen naht. Mit diesem Zeichen der Mutterliebe wurde ich in den Reigen der Marienpflanzen aufgenommen. Eine Legende besagt, dass meine Vorfahren aus den Tränen Marias entstanden, die sie vergoss, als sich Jesus an einem Dorn verletzte. Als kleine Schwestern der Arnika machten sich meine Ahnen sogleich daran, die Wunde zu versorgen. Vor Freude und Dankbarkeit über die rasch einsetzende Heilung, soll Jesus eines von uns Gänseblümchen geküsst haben, das vor Scham errötete.

Als Arnika der Gebärmutter unterstütze ich in der Homöopathie nach einer Entbindung sogar die Rückbildung der Gebärmutter.

Meine Blattrosette, mit der ich fest geerdet bin, verrät weiteres über meine Qualitäten. Trotz meiner Bescheidenheit, was die Bodenqualität angeht, wachse ich voller Lebenskraft üppig auf den Wiesen. Selbst Nachtfröste können mir nichts anhaben.

In früheren Zeiten strahlte ich wie kleine Sonnen auf dem Gänseanger unter der Dorflinde. Mit den Gänsen lebte ich in trauter Zweisamkeit. Wir lieben beide kurz gemähte Wiesen und die Gänse verschmähen mich als Futter. Glück gehabt. Heute ist der Dorfanger einem gepflasterten Platz ohne Baum gewichen, ein Rasenmäher statt der Sense hält das Gras im Garten kurz und die Gänse leben in einem umzäunten Gelände. Doch egal ob Sense oder Rasenmäher, wie kurz ich auch gemäht werde, ich lasse mich nicht unterkriegen, passe mich der Schnitthöhe an, treibe von neuem wieder aus und rücke meinen Blüten zurecht.

Bei körperlichen Verletzungen durch Stürze oder Schläge und bei Blutergüssen helfen daher den kleinen und großen Menschen Umschläge, Salben oder Tinkturen aus meiner Blüte und meinen Blättern. Auf emotionaler Ebene unterstütze ich Klein und Groß bei Verlust von Freude und seelischer Trauer, vor allem nach schlimmen Erlebnissen, und versuche eine kindliche und neugierige Freude am Leben im Menschen wieder zu erwecken. Ich helfe das Krönchen der Selbstliebe und des Selbstbewusstseins wieder aufrecht zu tragen.

Meine Inhaltsstoffe sind: Saponine, die in den Atemwegen bei Erkältungen festsitzenden Schleim lösen. Bitterstoffe, die für den Frühjahrsputz im Körper zuständig sind und so manchen Erreger vernichten. Gerbstoffe, die äußerlich angewendet, Juckreiz und Entzündungen auf der Haut lindern. Flavonoide, die die Blutgefäße und das Gewebe stärken und gegen Blutergüsse helfen. Und zu guter Letzt Schleimstoffe, die als Tee Hustenreiz lindern und äußerlich die Haut kühlen und beruhigen.

— Vielleicht sehen wir uns bald einmal. Wenn auch klein, würde ich mich trotzdem riesig freuen, wenn ihr einen Sinnesmoment bei mir verweilt.

— Von Herzen alles Liebe, Euer Gänseblümchen Bella

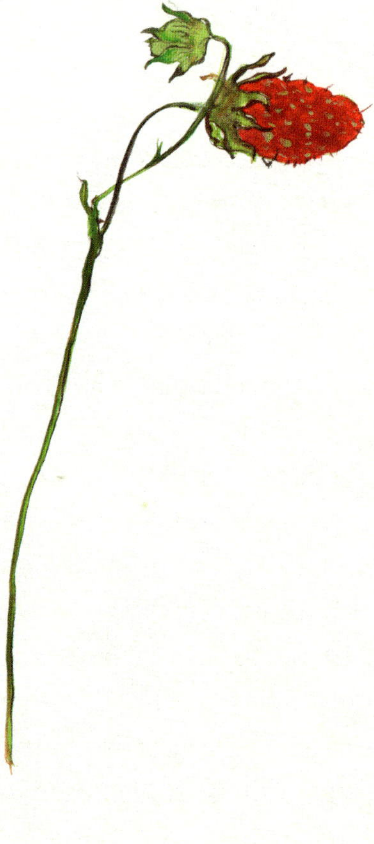

Walderdbeere
Fragaria vesca

Weitere Namen: Darmkraut

Familie der Rosengewächse

Zierlich steht sie vor mir, mit demütig nach unten gesenkten weißen Blütenköpfchen und knallroten Früchten. Ich habe sie nicht bewusst in mein Blumenbeet gepflanzt. Sie muss wohl den weiten Weg aus dem Wald unter meinen Rosenbusch gefunden haben. Das ist mal eine andere Begleitpflanze als der übliche Lavendel, dachte ich mir, genüsslich die himmlisch schmeckenden Früchte naschend. Und es ist ja eine Art Familienzusammenführung. So brachte ich es nicht übers Herz, sie zu entfernen. Vor allem wollte ich die Walderdbeerfee in ihrem ein wenig verführerischen roten Kleidchen nicht traurig stimmen. Und ich freute mich bereits auf eine reichliche Erdbeerernte.

Doch kaum hatte ich dem Garten den Rücken zugekehrt, fühlte sich Fräulein Erdbeerfee derart heimisch und wohl, dass sie sich regelrecht breit machte und überall ihre Ausläufer ausbreitete. Einige Tage später stand ich also vor der jedem Gärtner sicherlich bekannten Gewissensfrage, wer darf in meinem Beet bleiben und wer muss weichen. Fräulein Fee und ich haben uns gütlich geeinigt.

Was den Rosen zu nah kommt, wird in der Heilkräuterküche verarbeitet.

Und während ich den aromatischen und einzigartigen Geschmack der letzten Sammelnussfrüchte der Erdbeere, die botanisch gesehen gar keine Beere ist, genieße, kommt mir allerhand in den Sinn, was es über die Erdbeere zu wissen gibt:

Es war nicht die Walderdbeere, die im Film „Pretty Woman“ eine kulinarische und verführerische Rolle spielte, sondern die Gartenerdbeere. Diese ist jedoch keine Zuchtform der hiesigen Walderdbeere, sondern ein Zusammentreffen der aus Südamerika eingeführten Chile-Erdbeere und der aus Nordamerika stammenden Scharlach-Erdbeere, welches sich im 18. Jahrhundert in Holland ereignete.

Wie archäologische Funde zeigen, verspeisten bereits tausende Jahre zuvor die steinzeitlichen Bewohner der Pfahlbauten in Unteruhldingen am Bodensee neben Schlehen, Holunderbeeren und Brombeeren auch Walderdbeeren. Da diese sich gut trocknen lassen, waren sie ein guter Vorrat und eine praktische Wegzehrung. Bei den Griechen war sie die Speise des Goldenen Zeitalters. Ein von Ovid als friedlicher Zustand der Menschheit vor der Entstehung der Zivilisation beschrieben, wurde die Walderdbeere bei den Römern jedoch zum Symbol der Lebenslust und Sinnesfreuden. Man pflegte damals bereits Dolce Vita.

Weg vom sündenhaften Laster wurde im Christentum in der Erdbeerpflanze die jungfräuliche Mutterschaft Marias gesehen. Das Weiß der Blüten war Zeichen ihrer Unschuld, das Rot der Früchte stand für ihre Mutterliebe. Die Form der dreigeteilten Blätter verkörperte die Trinität von Vater, Sohn und Heiligem Geist.

Auch die Legenden, die sich das heidnisch-germanische Volk über ihre Götter und deren Pflanzen erzählten, erfuhren im Laufe der Christianisierung eine Wandlung. So gehörte die Walderdbeere in ihrer Mythologie zur Göttin Frigga. Sie versteckte angeblich verstorbene Kinder zwischen den Erdbeeren, um sie dann heimlich mit nach Walhall zu nehmen. Im Mittelalter soll Maria die Seelen der verstorbenen Kinder in ihre Obhut genommen haben. Am Johannistag führte sie die Kleinen an die besten Erdbeerplätzchen im Paradies und ließ sie dort sich satt essen. Zu Zeiten einer hohen Kindersterblichkeit war diese Vorstellung ein Trost für die Eltern. Bedingt durch die schlechte, verkeimte Qualität des Trinkwassers starben vor allem Kinder an Krankheiten wie Ruhr und Typhus. Wer es wusste, kochte einen Tee aus den Blättern der Erdbeere und hoffte, dass dies dem kranken Kind verabreicht, seine heilende Wirkung zeigte.

Wie bei allen Rosengewächsen enthalten die Blätter der Erdbeere einen hohen Gehalt an Gerbstoffen, die bei jeglicher Art von Durchfallerkrankungen durch ihre adstringierende Wirkung helfen.

Ab dem 14. Jahrhundert wurde aufwendig versucht, die Walderdbeere wegen ihrer Früchte zu kultivieren, was mit Erscheinen der Gartenerdbeere ein jähes Ende fand. Obwohl die kleinen roten Beeren aus dem Wald schon bäriger schmecken.

Sollte also eines Tages Fräulein Walderdbeerfee mit ihrem Köfferchen voller schicker roter Kleider vor ihrem Gartentörchen stehen, lassen sie sie auf jeden Fall in ihren Garten. Denn erstens ist sie ein wundervoller, schnell sich ausbreitender Bodendecker, der das rasche Austrocknen der Erde im Sommer abbremst. Zweitens schmecken sowohl die frischen Blätter als Würze in einem Salat und natürlich die Sammelnussfrüchte lecker. Drittens ernten wir einfach das Zuviel an grüner Blattmasse und trocknen es für einen heilenden Tee, wenn der Darm zwickt.

Vorsicht ist allerdings geboten, wenn vor dem Gartentor eine orientalisch anmutende, mit einem roten Sari verhüllte Erdbeerfee um Einlass bittet. An sich ist sie harmlos und der Walderdbeerfee in Gestalt und Wachstum sehr ähnlich, aber ihre Früchte sind bitter im Geschmack. Am einfachsten unterscheidet man die beiden Damen an der Farbe ihrer Blüten. Die indische Scheinerdbeere erblüht gelb und nicht rein weiß wie die Walderdbeere.

Apfel
Malus spec

Familie der Rosengewächse

Ob die Frucht am Baum der Erkenntnis, mit der Eva Adam verführte, nun eine Feige, ein Granatapfel oder ein Apfel war, wird uns in der Bibel nicht beschrieben. Dass es wohl eher nicht der saftige Apfel war, der im Herbst am Apfelbaum in der Streuobstwiese von rotbackigen Kindergesichtern in froher Erwartung der köstlichen Süße beäugt wird, ist leicht nachzuvollziehen. Denn solch große und leckere Früchte gab es im Orient zu Zeiten der Bibel nicht.

— In Mitteleuropa heimisch ist der Holzapfel, klein und bitter, seinem Namen alle Ehre machend und dennoch von unseren Vorfahren verehrt.

— Der Apfel, in dessen rote Backe die kleinen Erntehelfer gerade so herzhaft hineinbeißen, dass der süße Saft übers Kinn läuft, ist eine Mischform des Ur-Apfels aus Kasachstan und unseren heimischen wilden Jungs. Händler der Seidenstraße führten die Ur-Äpfel aus Kasachstan als Wegzehrung mit. Und wie das halt so ist beim Apfelessen, flog der Butzen ins Gebüsch. Manch ein Samen keimte und wurde zum Baum, der bald blühte

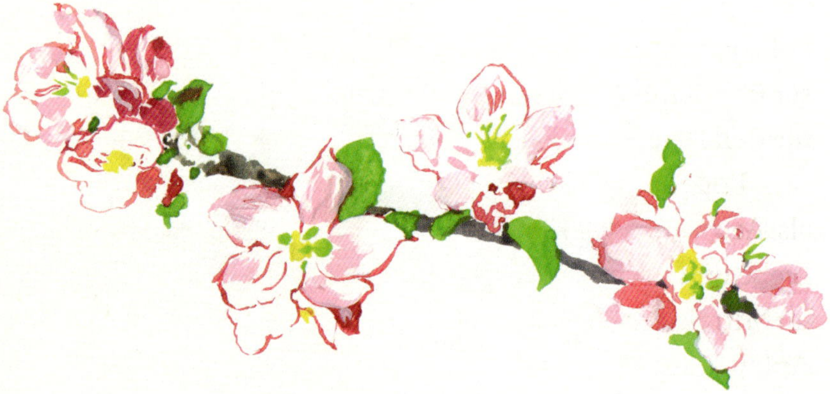

und dessen Pollen mit der Blüte eines einheimischen Apfelbaumes anbandelte. Den Rest der Geschichte kennen wir, zumindest rückblickend mittels gentechnischer Untersuchungen.

So reichhaltig und kraftvoll wie an Nährstoffen, so reichhaltig und machtwirksam ist die Symbolik des Apfels. Als vollkommen in seiner runden Form wurde der Apfel bereits im persischen Reich zum Machtsymbol von Kaisern und Königen. Die mittelalterlichen Kaiser übernahmen dieses Accessoire und trugen als Insignie den Reichsapfel, als Sinnbild für die Weltherrschaft.

Populärer war der Apfel allerdings als Liebessymbol, als Attribut der Göttinnen, die für Lebensthemen wie Liebe und Fruchtbarkeit zu Hilfe gerufen wurden. Wenn im Mittelalter über ein Mädchen gesagt wurde, dass es des Apfels Kunde nicht hat, war sie noch jungfräulich.

In der Mythologie der Kelten war das Apfelland Avalon ein Paradies, reich an ewig jugendlichen Göttern und glücklichen Menschen.

Der heidnischen Symbolik des sinnestollen und lustvollen Apfels ein neues, christliches Gewand zu schneidern, erforderte diplomatisches Geschick. Auf gotischen Darstellungen Marias mit dem Jesuskind hält Maria einen Apfel in der Hand, als Zeichen, dass durch den Opfertod ihres Sohnes die Erbsünde, ausgelöst durch den Apfel, wieder vergeben wird.

___ Ob der Apfel die lateinische Bezeichnung *malus* für das Böse verdient, wage ich vehement zu bestreiten. In dieser Hinsicht lässt sich das Rad der Zeit leider nicht mehr zurückdrehen. Ich bin mir sicher, das Wesen des Apfelbaumes weiß, dass wir ohne Böses und Leid zu erfahren, das Gute und das Schöne im Leben nicht zu schätzen wüssten. So nimmt der Apfel augenscheinlich gerne die Rolle des bösen Schurken ein und beschenkt uns im Herbst mit süßen Früchten.

___ Mit der Schale auf einer Glasreibe gerieben wird der Apfel zu einem altbewährten Hausmittel gegen Durchfall bei Klein und Groß. Ein Hauch von Zimt verfeinert den Geschmack und hilft, die verursachenden Bakterien und Viren in Schach zu halten. Durch das Reiben wird der Ballaststoff Pektin freigesetzt. Dieser bindet die Erreger des Durchfalls und das Zuviel an Wasser, das als Abwehrmechanismus aus dem Körper in das Darmlumen strömt. Zugleich regulieren die im Apfel enthaltenen Mineralstoffe den aus dem Gleichgewicht gebrachten Elektrolythaushalt.

___ Einen Apfel am Tag, an apple a day, verhindert nicht immer den Besuch beim Arzt, aber er vermag uns in der Hektik des Alltags etwas Gutes zu tun. An ihm zu riechen, ihn zu betrachten und ihn genüsslich zu verspeisen, schenkt uns einen Moment der Achtsamkeit, reichlich wohlverdiente Nährstoffe für unseren Körper und

Nahrung für unser Darmmikrobiom. Und je rotbackiger der Apfel ist, desto höher ist der Gehalt an antioxidativen Polyphenolen.

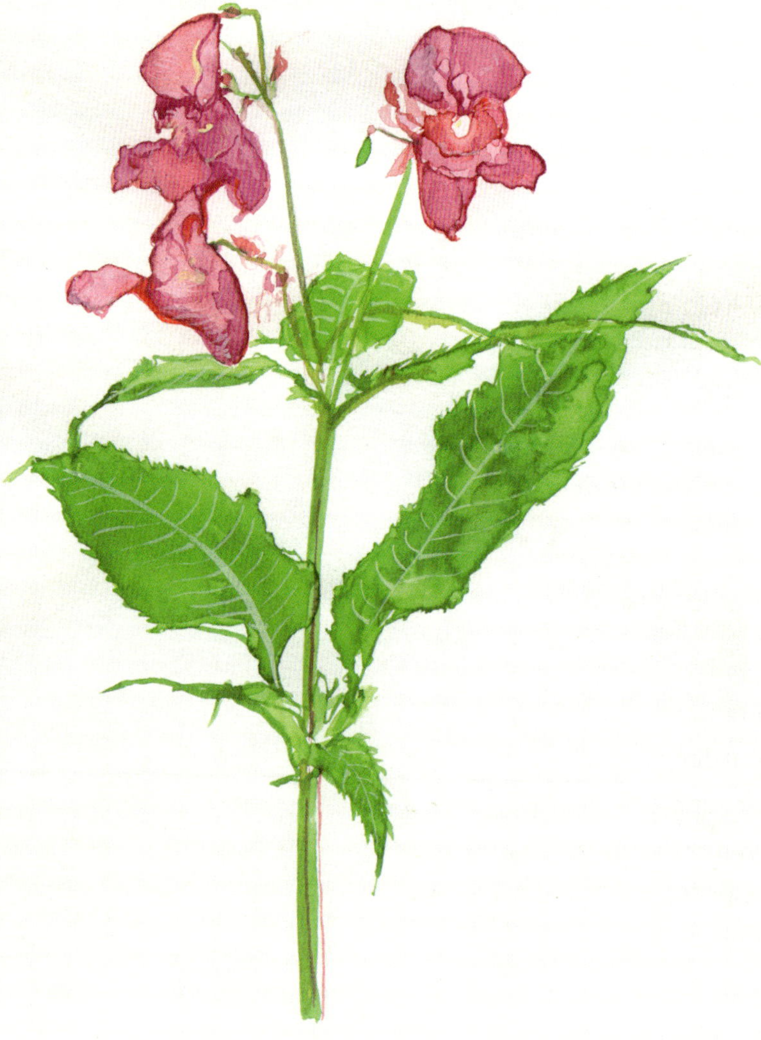

Großes Springkraut
Impatiens noli-tangere

Weitere Namen: Rühr-mich-nicht-an,
Waldspringkraut, Altweiberzorn
Familie der Balsaminengewächse

Vom Kräutlein ‚Rühre-mich-nicht-an'
Im tiefsten Hinter-Hindostan
Wächst eine Art,
Die ist so zart,
Dass dieses Wesen sich bis heute,
Schlechthin zu existieren scheute.
Der Fall ist für die Wissenschaft
Ganz rätselhaft.

aus: Karl Heinrich Waggerl: Heiteres Herbarium. Salzburg 1950

Haben Sie bereits einmal im Wald das Große Springkraut entdeckt? Gar nicht so einfach, scheint mir. Mit seiner dezent gelben Blüte ist es nämlich trotz der gleichen Wuchshöhe von seiner pink leuchtenden indischen Verwandtschaft, dem Drüsigen Springkraut völlig überblendet worden. Selbst ich habe es bisher bei meinen Erkundungstouren in Wald und Flur nicht bewusst wahrgenommen, obwohl ich Waldbaden liebe und für die kleinsten Entfernungen schon Stunden brauche. Es finden sich aber auch so viele schöne und magische Fotomomente am Wegesrand. Vielleicht blieb das Große Springkraut bisher von vielen unentdeckt, weil sich die kecke Einwanderin aus dem Himalaya vor vielen anderen Pflanzen ins Rampenlicht gerückt hat. Nebenbei erwähnt, ich persönlich finde den Anblick der indischen Schönheit mit den im Sonnenlicht funkelnden Wassertropfen auf ihrer faszinierenden Blüte gerade im Herbst farbenfroh erquickend für mein Gemüt.

— Doch nicht jeder empfindet das wie ich, leider. Denn erzürnt über dieses angeblich bodeneinnehmende und übergreifende Verhalten reist so mancher unangenehme Mensch voller Ungeduld und gänzlich unangemessen den farbenfrohen Neophyten aus der Erde. Nur dumm, dass die achtlos auf den Boden geworfenen Stängel sogleich Wurzeln schlagen. Und noch dümmer, dass das Große Springkraut dahinter dennoch keine Beachtung durch den Wüterich gefunden hat. Weil mich diese zunehmende hektische Aggressivität mancher Mitmenschen und ihre keineswegs wertschätzende Ungeduld derzeit sehr beschäftigt und auch Kraft kostet, möchte ich an dieser Stelle die Bachblüte Impatiens vorstellen. Vielleicht bewirken wenigstens meine geschriebenen Worte etwas. Impatiens wird nach der Methode des Dr. Edward Bachs aus den Blüten des Drüsigen Springkrauts gewonnen. Sie hilft, Ungeduld, Gereiztheit und überschießende Reaktionen in Geduld und Verständnis für andere Menschen und Lebewesen zu wandeln, um gemeinsam an ein für alle stimmiges Ziel zu kommen. Vielleicht wusste Mutter Erde genau, was sie tat, als sie uns das Drüsige Springkraut aus Indien zukommen ließ.

Doch endlich und in Ruhe zurück zum heimischen Großen Springkraut. Im Sommer unterwegs zum Waldbaden, lasse ich die pinken, von Hummeln und Waldbienen heiß und innig geliebten nektarreichen Blüten des Drüsigen Springkrauts ein wenig unbeachtet links liegen und halte Ausschau nach dem Großen Springkraut, das ich nun endlich kennen lernen möchte. Schließlich gefunden stellt sich mir nun die Frage, warum dieses Pflänzlein auch Rühr-mich-nicht-an genannt wird. Die Antwort darauf ist leicht. Ich berühre die empfindsamen Früchte des Springkrauts. Diese platzen auf und schleudern ihre Samen explosionsartig in die Welt hinaus, so schnell kann ich gar nicht reagieren. Warum es auch Altweiberzorn heißt, kann ich mir nach diesem Schauspiel leicht vorstellen.

Eine Heilwirkung ist mir nur vom Drüsigen Springkraut bekannt, die Samen könnte ich jedoch kosten. Vielleicht helfen die frischen und zerdrückten Blätter des Großen Springkrauts wie die seiner indischen Verwandtschaft gegen den Juckreiz und die Schwellungen bei Insektenstichen, wenn wir sie als Erste Hilfe auflegen.

— In der Symbolik steht das Große Springkraut für Sanftmut, Empfindsamkeit, Zurückhaltung und Schamhaftigkeit. So gefunden in der Literatur. Zurückhaltend als Eigenschaft des Großen Springkrauts im Vergleich zur kecken Verwandtschaft ist offensichtlich. Doch Altweiberzorn und Sanftmut, Empfindsamkeit und Geduld, Rühr-mich-nicht-an in Verbindung mit der jungfräulichen Gottesmutter Maria? Das all dies verbindende Glied ist mir immer noch rätselhaft. Ich verweile noch ein wenig beim Wesen des Großen Springkrauts und schenke mir Zeit und Geduld. Denn manchmal dauert es ein wenig, bis sich bei mir eine für mich stimmige Erkenntnis einstellt. Vielleicht, so denke ich, ist das alles verbindende Glied das intuitive Wissen, dass Frauen sind, wie sie sind. Und das ist gut so.

Waldmeister

Galium odoratum

Weitere Namen: Maiblume, Wohlriechendes Labkraut, Waldfee

Familie der Rötegewächse

Die Geburt eines neuen Erdenbürgers und die Tage danach waren schon immer eine besondere Zeit. Bevor der Arzt Ignaz Semmelweis die Händedesinfektion in den Krankenhäusern mit Nachdruck einführte und Anfang des 20. Jahrhunderts das erste Antibiotikum entdeckt wurde, war das Risiko für die Mütter sehr hoch, am Kindbettfieber oder an schweren Nachblutungen zu sterben. Unseren Vorfahren war das Kindbettfieber ein böser Zauber, der über Mutter und Kind lag. Freyas Bettstrohkräuter wie Beifuß, Dost, Frauenmantel, Johanniskraut, Schafgarbe, Labkraut, Salbei, Quendel und Waldmeister, wurden als Schutzpflanzen in die Bettmatratze gestopft oder unter das Kissen gelegt.

—— Die ersten Missionare verteufelten das Wissen der kräuterkundigen Frauen und Männer, lag es doch allein in Gottes Händen, ob ein Mensch von Elend und Leid geheilt wurde oder starb. Aus tiefster Überzeugung hielten die Menschen im Geheimen an ihrem Wissen und

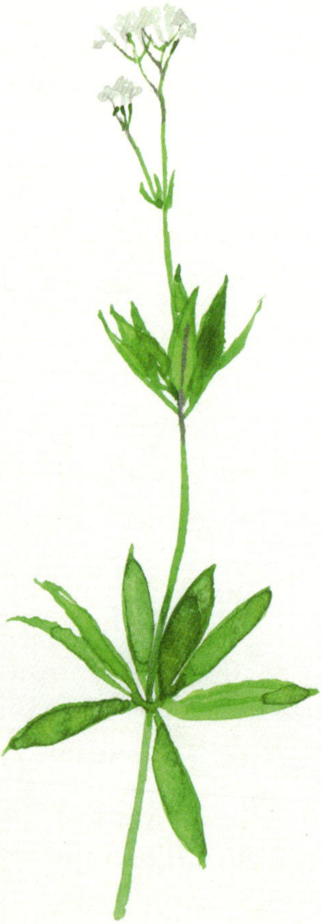

ihrem Brauchtum über die Heilkraft der Pflanzen fest und verknüpften dies mit den Botschaften und Legenden, die ihnen von den Missionaren zugetragen wurden. Gefestigt durch die Legende, dass Jesus in der Krippe im Stall von Betlehem auf diesen Kräutern gebetet wurde, wurden Freyas Heilpflanzen zum Liebfrauenstroh oder Mariabettstroh. Bettstrohkräuter beruhigten die Mutter während des langen Geburtsvorganges und linderten die Nachwehen. Die aromatischen Düfte der Kräuter reinigten die Räume und vertrieben so manches Ungeziefer. Sie dienten zumeist auch für das erste Bad des Kindes durch die Hebamme.

—— Der Marienmonat Mai steht in voller Blüte, die Sonne lacht vom Himmel und alles um uns herum strotzt vor Lebensfreude, Energie und Liebe. Spätestens jetzt treibt es auch die letzten Frischluft-Phobiker aus den Vierwänden, insbesondere wenn das Wetter ideal für ein After-Work-Barbecue ist und sich für den Single-Mann vielleicht die Gelegenheit bietet, der hübschen Nachbarin ein wenig näher zu kommen. Dabei darf eine Maibowle nicht fehlen. Und die wichtigste Zutat hierfür ist der Waldmeister. Wie solch eine Bowle zubereitet wird, ist vielen bekannt. Rasch will ich den hungrigen Gästen etwas über den Waldmeister erzählen, bevor das Grillgut auf dem Teller kalt und die Maibowle warm wird. Und die Nachbarin wieder über den Zaun in ihren eigenen Garten hüpft.

Am liebsten wächst der Waldmeister, wie sein Name bereits verrät, im Wald. Am liebsten unter mächtigen Buchen, deren Kronendach im Mai bereits zarte, ein wenig schattenspendende Blätter gebildet hat. Im Garten pflanzen wir ihn daher am besten an einen halbschattigen, humosen Standort. Zur Anwendung als Heilpflanze oder als Zutat für eine Maibowle ist der beste Erntezeitpunkt vor der Blüte im Mai. Beim Trocknen, für eine Maibowle bitte nur leicht antrocknen, entstehen im Waldmeister warm-würzig nach Heu duftende Cumarine, die uns in die Nase steigen und ein Gefühl der Heiterkeit und Leichtigkeit durch die Ausschüttung des Glückshormons Serotonin vermitteln. Wir vergessen Ängste und Sorgen, können uns beruhigt zurücklehnen und das Leben genießen.

Früher, vor Barbecue und Maibowle, wurde Waldmeister zur Aromatisierung in Schränke und Schubladen gelegt und in Matratzen und Kissen gestopft. Motten und anderes Ungeziefer wurde auf diese Weise ferngehalten. Als Streukraut für die Böden vertrieb der Duft des Waldmeisters das Böse und Dunkle, ließ Freude einziehen und desinfizierte nebenbei unwissentlich die Raumluft.

Verantwortlich für die Heilwirkung und den typischen Geschmack des Waldmeisters sind neben den Cumaringlykosiden auch Bitterstoffe, ätherische Öle, Gerbstoffe und Flavonoide. Ein Tee aus Waldmeister hat einen leicht bitteren doch angenehmen Geschmack und wirkt krampflösend, verdauungsfördernd, schmerzstillend und beruhigend. Als Kraut der Waldmutter, als herba matris sylvae, war der Waldmeister daher seit langem eine Pflanze der helfenden Göttinnen und weisen Frauen.

Ein kleiner Rat zum Schluß: Waldmeister in großen Mengen bewirkt Kopfschmerzen und Übelkeit und schädigt die Leber. Daher für die Maibowle nur ein kleines Sträußchen verwenden. Nun wünsche ich einen gesegneten Appetit und ein Prost auf die Gesundheit! Und wer noch ein liebevolles Mitbringsel für eine werdende Mutter sucht, könnte ja ein mit Bettstrohkräutern gefülltes Kissen verschenken.

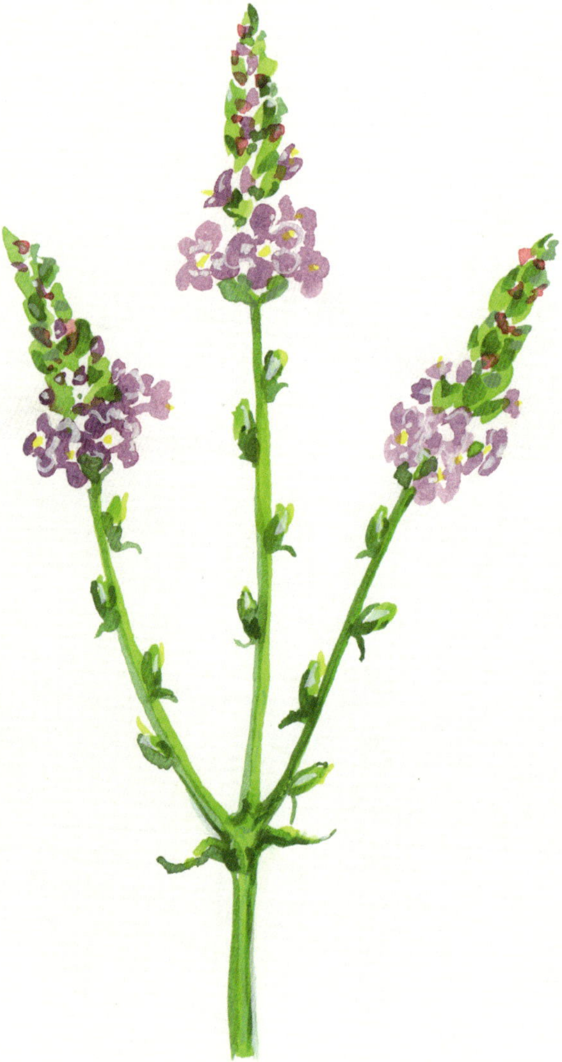

Eisenkraut
Verbena officinalis

Weitere Namen: Isiskraut, Druidenkraut, Wundkraut, Wunschkraut, Eisenhart
Familie der Eisenkrautgewächse

Zart, bescheiden, unscheinbar: Grüne, eckige Stängel, wenige zackige Blätter, zierliche rosaviolette Blüten ohne viel Schnickschnack. Schön, weiter zur nächsten Pflanze im Heilpflanzengarten. Doch halt. Dieses unspektakuläre Wesen, das wir hier sehen, spielte früher eine bedeutende Rolle in der Kultur und Heilkunde der Menschen.

—— In der ägyptischen Hochkultur der Göttin Isis geweiht, wurde sie bei den Römern zur heiligen Pflanze und bei den Griechen zu einem bedeutenden Heilmittel. Altäre wurden vor Ritualen und Zeremonien mit dem getrockneten Kraut gefegt und Räume damit geräuchert, um sich während einer entscheidenden Verhandlung vor negativen Energien zu schützen und eine friedliche Stimmung zu erzeugen.

—— Im Laufe der Menschheitsgeschichte erhielt ein und dieselbe Pflanze daher auch unterschiedliche Namen und Bedeutungen. Aus dem Isiskraut in den Hochkulturen Ägyptens wurde sie in der Antike das Herba Sacra und das

Wundkraut, weil es die Kämpfer, die es bei sich trugen, vor Stichen und Hieben schützte. Und es ist wahr, diese schlicht aussehende Pflanze war eine wichtige Zutat bei der Eisenherstellung. Stark wie Eisen wurde ein Kind, in dessen erstem Bad Eisenkraut war. Bei den Druiden galt das Eisenkraut gemeinsam mit Mistel, Wasserminze und Mädesüß als eine der heiligen Pflanzen.

Nach der Erhebung des Christentums zur Staatsreligion übernahm Gottesmutter Maria die Rolle der Muttergöttin Isis gemeinsam mit den Isis geweihten Heilpflanzen. So entstanden Legenden wie die folgende, die besagt, dass das Wundkraut am Fuße des Kreuzes wuchs und Christus und den Hinterbliebenen in der Stunde des Todes Trost spendete.

Als die Zeit der Hexenverfolgung begann und fast jedes Heilkraut, dass die Kräuterkundigen verwendeten, verunglimpft wurde, wurde das Eisenkraut eine Zutat für Hexensalben und brodelte mit im Brautopf des Gewitters. Glücklicherweise schützte es wiederum vor dem Angriff von bösen Geistern und Verhexungen. Im Mittelalter verwendete Mann die Wurzel des Eisenkrauts für Liebestränke.

Verbena officinalis, nicht zu verwechseln mit der Zitronenverbene (Aloysia citrodora), ist eine in der Phytotherapie anerkannte Arzneipflanze. Mit seinen ätherischen Ölen, Bitterstoffen, Gerbstoffen und Schleimstoffen wirkt sie bei Erkältungskrankheiten schleimlösend, entzündungshemmend und fiebersenkend. Da seine Inhaltsstoffe zudem uterusstimulierend sind, sollte Eisenkraut nicht in der Schwangerschaft angewendet werden. Bei Einsetzen der Geburtswehen kann es jedoch zu einer leichteren Geburt helfen.

In der Bachblütentherapie sorgt die Essenz Vervain für Struktur und eine emotionslose Klarheit, wenn man bei der Umsetzung einer Aufgabe oder einer Idee zu übereifrig agiert und sich dabei selbst und seine Gesundheit aus den Augen verliert. Mit Unterstützung von Vervain werden die eigenen positiven Energien effizienter für ein sich lohnendes Ziel eingesetzt.

Haselstrauch
Coryllus avellana

Familie der Birkengewächse

Kätzchen Vorfrühling
Windbestäubung Bienennahrung
Pionierbaum Nestflüchter
Hausstrauch Nüsse
Grenzzaun Flechtwerk
Spazier stock
Redestab Zauberstab
Friedens bote
Wissen Klugheit
Wünschelrute
Blitzabwehr
Schutz vor Schlangen
Schutz vor Hexen
Lebenskraft Neubeginn
Fruchtbarkeit
Liebesnest
Aschenbrödel
3 Wünsche
Glück
Nougat
Allergie
Hatschi
Gesundheit!

Gundermann
Glechoma hederacea

Weitere Namen: Gundelrebe, Erdefeu, Donnerrebe, Soldatenpetersilie
Familie der Lippenblütengewächse

Er mag ja gesund und eine beliebte Zutat in der Wildkräuterküche sein. Meinem persönlichen Empfinden nach ist sein Geschmack, eine Mischung aus Thymian und wilder Minze, allerdings sehr interessant und gewöhnungsbedürftig. In der Wildkräuterküche wird die Gundelrebe als Dessert in Kombination mit Früchten, insbesondere Erdbeeren, oder ummantelt mit Schokolade serviert. Nun mag man sich fragen, warum der Gundermann in der Wildkräuterküche und Kräuterheilkunde eine so wichtige Rolle spielt? Bereits bei unseren Vorfahren war er eine wichtige Zutat der Neunkräutersuppe. Die Antwort ist einfach: Weil er unserem Körper und unserer Seele so viel Gutes tut.

— In früheren Zeiten glaubte man, dass unter den Blättlein des Gundermanns die guten Geister des Hauses wohnen. In den meisten Gärten einmal angekommen, fühlt er sich zumindest sehr wohl. Ich entferne ihn nur ungern, weil er mich immer zum Kichern bringt, wenn in

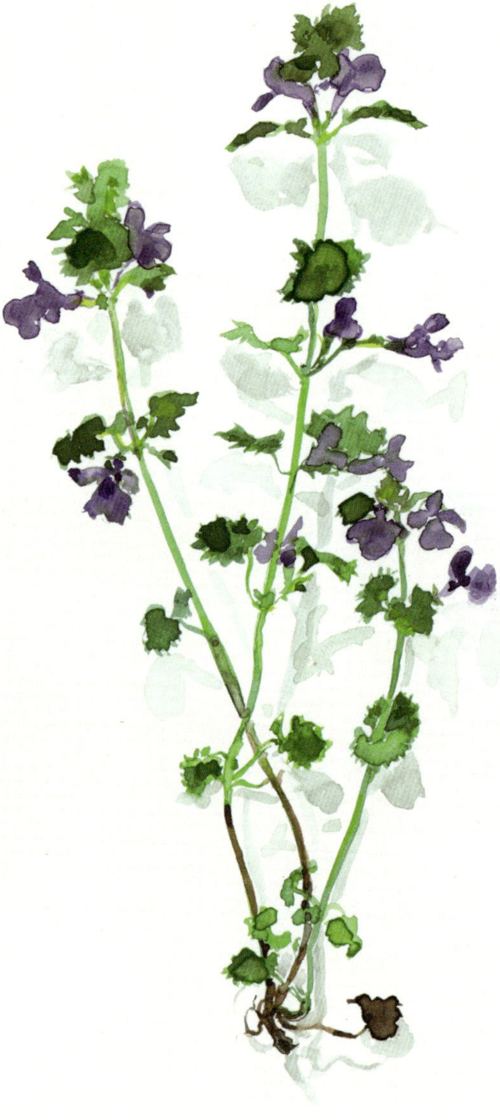

meinem Leben etwas schiefläuft und ich Abwechslung bei der Gartenarbeit suche und finde. Lachen ist ja nachgewiesenermaßen auch eine Medizin.

Seinen Namen bekam das Kraut wegen seiner heilenden Wirkung bei Eiter, den man früher als Gund bezeichnete. Mit seinen Gerbstoffen in Kombination mit ätherischen Ölen und Saponinen wird er bei Hauterkrankungen und schlecht heilenden Wunden äußerlich in Form von Umschlägen angewendet, bei Magen-Darm-Verstimmungen und leichten Atemwegserkrankungen innerlich als Tee. Dazu werden die Blätter am besten frisch – und nicht getrocknet – verwendet.

Wenn es einmal in unserem Leben nicht so richtig voran geht und unsere Pläne und Gedanken ins Stocken geraten, wenn wir die Nase so richtig voll haben und unsere eitrige Erkältung einfach nicht losbekommen, könnte die Anwendung einer Gundermann-Tinktur hilfreich sein. Sie befreit nicht nur vom Eiter im Körper, sondern unterstützt zudem unsere Selbstheilungskräfte. Seelisch helfen uns die Naturgeister des Gundermann, erstarrte Lebensprozesse und festgefahrene Denkmuster loszulassen, damit wir mit Gelassenheit und innerer Ruhe voller Lichtkraft und einem Quäntchen Humor unser Leben wieder in die Hand nehmen.

Nur nebenbei erwähnt, in einer Zeit vor dem Deutschen Reinheitsgebot für Bier wurde an Stelle von Hopfen allerhand an Wildkräutern in den Brauprozess mit einbezogen. So auch der bittere Gundermann.

Früher besaßen die Menschen nur wenige Haustiere wie Kühe, die ihnen die nahrhafte Milch schenkten. Milch war damals sehr kostbar, und man tat alles, damit sie nicht schlecht – vielmehr sauer – wurde. Man kannte keine Milchsäurebakterien und jedwede Art von Keimen, die Krankheiten auslösten oder die Lebensmittel verderben ließen. Für die Menschen waren Dämonen und Hexen an allem Bösen und Schlechten schuld, sogar wenn durch Unwetter oder lange Regenperioden die Ernte gering ausfiel. Wie die Donnernessel (Brennnessel) war auch die Donnerrebe ein Schutzkraut gegen jegliches Übel und Unwetter. Melkte man die Kuh durch einen Kranz Gundelrebe, sollte nichts schief gehen. Im Dachsstuhl aufgehängt, verhinderte der Gundermann wie die Brennnessel Blitzeinschläge.

Ein in der Walpurgisnacht gesammelter und zu einem Kranz geflochtener Gundermann besaß außerordentlich starke Schutz- und Zauberkräfte. Zur Maiandacht auf dem Kopf getragen, verlieh er Hellsichtigkeit und ließ alle in der Kirche sitzenden Hexen erkennen, die mit dem Hintern zum Altar saßen und einen Melkschemel auf dem Kopf trugen.

Wie wäre es, bei einem kleinen Ausflug in die Natur, Kräuter zu sammeln und einen kleinen Kranz zu flechten, der mittig mit einer Kerze versehen, den Esstisch dekoriert? Mit Wiesenlabkraut als Basis ist das Flechten kein Hexenwerk und wirkt sehr entspannend.

Er passt ideal zu einem körperlichen Frühjahrsputz, also mit acht weiteren Kräutern in die Gründonnerstagssuppe, denn mit seinen Bitterstoffen kurbelt er alle Körpersäfte an und reinigt ordentlich durch. Doch aufgepasst, anfänglich nur wenige kleine, junge Blättlein und Blüten im Salat oder im Kräuterquark verwenden. Er bindet zudem Schadstoffe wie auch Schwermetalle in unserem Körper und befördert diese rasch hinaus. Bergleute, Büchsenmacher und Maler, die ihre Kunst mit Bleifarben ausübten, wussten von dieser Eigenschaft und tranken täglich reichlich Gundermanntee.

Im 30-jährigen Krieg nutzten die Soldaten den Gundermann als Gewürz für ihre kargen Mahlzeiten und nannten ihn Soldatenpetersilie.

Was früher die tägliche karge Getreidespeise geschmacklich ein wenig würzte und gesünder machte, wird in der heutigen Zeit oftmals belächelt. Wildkräuter essen nur die Hasen, Kühe und andere Tiere, so der Tenor. Doch wir wissen es besser und pflücken hie und da auf unserem Spaziergang oder bei der Gartenarbeit einige Blättchen Gundelrebe und peppen unsere Mahlzeit damit auf.

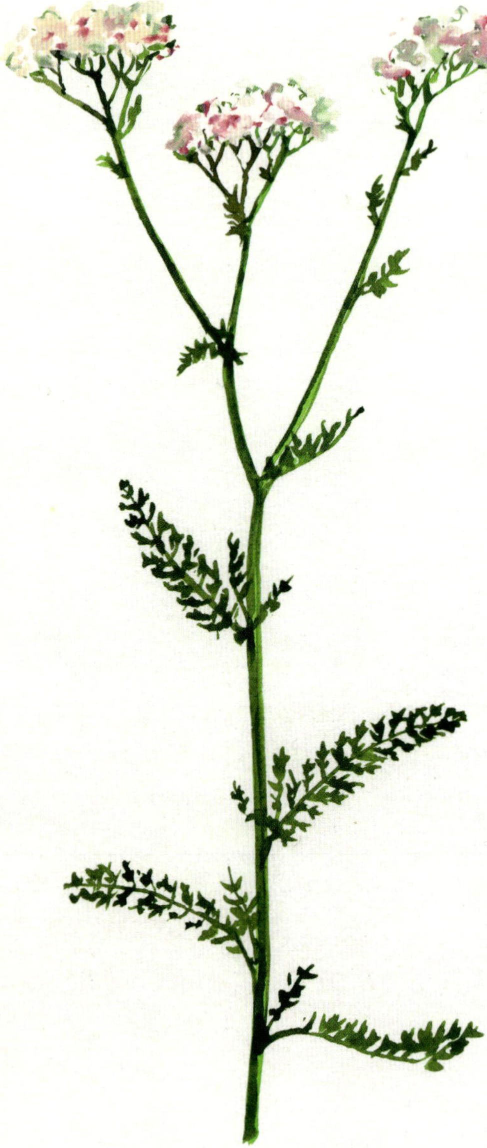

Schafgarbe
Achillea millefolium

Weitere Namen: Bauchwehkraut, Blutstillkraut, Frauendank, Jungfrauenkraut

Familie der Korbblütengewächse

Die Schafgarbe wurde von den Menschen mit dem Namen „Heil aller Schäden" geehrt. Man sah sie als Allheilmittel an und hielt mit ihr sogar den Teufel in Schach.

So vielfältig wie ihre Inhaltsstoffe, so vielfältig ist ihre Wirkung. Von Frauenleiden bis zur Versorgung von Wunden, von der Stärkung des Herzens als bitterer Herzwein bis zu Bauchkrämpfen, ist sie eine Heilerin. Sie hat ihren Platz in der Wildkräuterküche gefunden, weil gerade die jungen und zarten Blätter mit ihrem einzigartigen Aroma und ihren sanft wirkenden Bitterstoffen die Entgiftung unseres Körpers unterstützen und uns stärken.

Wie Achill, der große Kriegsheld von Troja, die blutenden Kriegswunden seiner Soldaten mit der Schafgarbe versorgte, kannten auch unsere Vorfahren die Kraft der Schafgarbe bei Verletzungen. Das Beilhieb- oder Sichelkraut stillt mit seinen Gerbstoffen blutende Wunden, verhindert durch die Kraft der ätherischen Öle Entzündungen und fördert die Wundheilung. Es ist rasch bei der

Hand, da es auf allen Wiesen vom zeitigen Frühjahr bis in den späten Herbst zu finden ist. Einfach einige Blätter zerquetschen und auf die Wunde legen.

Die Inhaltsstoffe des ätherischen Öles der Schafgarbe ähneln denen der Kamille. Bei der Wasserdampfdestillation zur Gewinnung von Schafgarbenöl bildet sich ebenfalls das blaue Chamazulen, das eine entzündungshemmende und krampflösende Wirkung aufweist. In der Kombination aus ätherischen Ölen und Bitterstoffen ist das Bauchwehkraut ein wundervolles Helferlein bei Blähungen und Verdauungsproblemen. Das wissen auch die Schafe. Bei ihnen haben Schäfer diese Wirkung beobachtet und gaben dem Kräutlein den Namen Schafgarbe, wobei der Wortteil garbe von garvein abstammt und für heilen steht. Als aromatisches Bittermittel ist sie daher ein wirksames Leber-Galle-Mittel, wenn die Mahlzeit ein bisschen zu fettlastig war und schwer im Magen liegt.

Seit dem Mittelalter als „Augenbraue der Venus" bezeichnet, ist sie seit eh und je ein beliebtes Frauenkraut. Das Frauenheil reguliert den oft noch schwankenden Monatszyklus junger Mädchen und hilft Frauen in den Wechseljahren durch die in diesem Lebensabschnitt auftretenden Veränderungen hindurch. Zu schwache Blutungen werden gefördert und zu starke Blutungen gehemmt. Ein Tee aus Schafgarbe getrunken, zugleich ein Wickel mit dem Jungfernkraut auf den Unterleib gelegt lindern rasch die oftmals sehr schmerzhaften Unterleibskrämpfe während der Menstruation.

Die Schafgarbe im Leib, tut wohl jedem Weib. So ein altes Sprichwort. Und als Marienpflanze durfte sie in keinem Kräuterbuschen fehlen. Sie war ebenfalls das Margaretenkraut. Die hl. Margarete ist eine der 14 Nothelfer:innen und Schutzpatronin der Jungfrauen, Hebammen und Gebärenden. Die Frauen riefen sie bei Schwangerschaft und Geburt an und vertrauten auf die Hilfe des Krautes, in dem die hl. Margarete ihre heilende Hilfe den Menschen schenkte.

Wegen ihres bitteren Geschmacks würzte das Bierkraut vor allem in nordischen Ländern das Bier. Dort kannte man die Schafgarbe als Feld- oder Erdhopfen. Und so mancher Lausebengel bohrte sich mit einem der zähen, kratzigen Stängel so lange in der Nase, bis sie blutete. Nun musste er leider vorzeitig den Schulunterricht verlassen. Anschließend verteilte der Schlawiner den Saft der zerquetschten Blätter in der Nase, sodass die Blutung schnell wieder versiegte. Wieder ein schulfreier Tag. Oh, es gab auch findige Lausemädels, die es den Buben sicherlich nachmachten.

Der Kriegsheld Achill im rosa Gwand

Wenn wir an einem sonnigen Tag über die Wiese schlendern, entdecken wir neben der weiß blühenden Schafgarbe auch manch rosafarbenes Exemplar. Dieses Farbspiel hängt bestimmt mit den Eigenschaften des Bodens zusammen, in die sich die Wurzel eingraben. Nice (nett), würde meine jüngere Kollegin sagen.

Wenn es jedoch um die Wahl zwischen hellblauer oder rosafarbener Babykleidung geht, weise ich oftmals schmunzelnd darauf hin, dass Grün auch eine schöne Farbe ist und erzähle gerne Folgendes:

Für uns heute undenkbar ist die Vorstellung, dass bis vor circa hundert Jahren Rosa eine Farbe für männliche Babys war. Rosa als abgeschwächtes Rot stand für Vitalität und Kraft, für den Kriegsgott Mars und glühendes Eisen und war eben die Farbe für die kleinen Jungs. Und was war mit hellblau? Hellblau trugen kleine Mädchen, denn Blau war ab dem Mittelalter in der christlichen Darstellung die Farbe der Muttergottes Maria. Der Farbentausch erfolgte im Laufe der Industrialisierung, als das gegen Schmutz recht unempfindliche Blau zunehmend zur Farbe der männlichen Arbeitskleidung wurde. Für Mädchen blieb zwangsläufig Rosa übrig, aber die bleiben ja auch immer schön sauber.

Und deshalb half die rosafarbene Schafgarbe eher bei männlichen Leiden, die weiß blühende Schafgarbe – Weiß gleich bedeutend mit Reinheit, Unschuld, Hochzeit und Jungfräulichkeit – wurde hingegen vornehmlich gegen Frauenleiden verwendet.

Wilde Möhre
Daucus carota

Weitere Namen: Vogelnestchen, Mohrenkümmel
Familie der Doldenblütengewächse

Heute ist wieder so ein Tag. Ich wusele durch die Sekunden, Minuten und Stunden, die Gedanken bei all den dringend und am besten bereits gestern zu erledigenden Aufgaben. Vor lauter „schnell schnell" und „lass mich auch mit", übersehe ich das Wesentliche, hänge mich an Kleinigkeiten auf, produziere Fehler und lasse das Vesperbrot natürlich mit der Butterseite auf den Boden fallen. War ja klar. Und ich weiß jetzt schon, dass ich am Abend erledigt und müde auf dem Sofa sitze und merke, dass der Tag eigentlich für die Katz war.

Doch es ist noch nicht aller Tage Abend. Und bevor die Tränen fließen – keine, aber auch keine Arbeit ist es das wert – muss Hilfe her. Für den Schoß der Mutter, die uns liebevoll in den Arm nahm, wenn wir überdreht waren, sind wir leider zu erwachsen. Außerdem würden die Kollegen ein wenig irritiert schauen …

Für solche turbulenten Momente im Leben schenkt uns Mutter Erde eine Pflanze, die Wilde Möhre, die uns hilft, unsere zerstreuten Gedanken zu zentrieren und

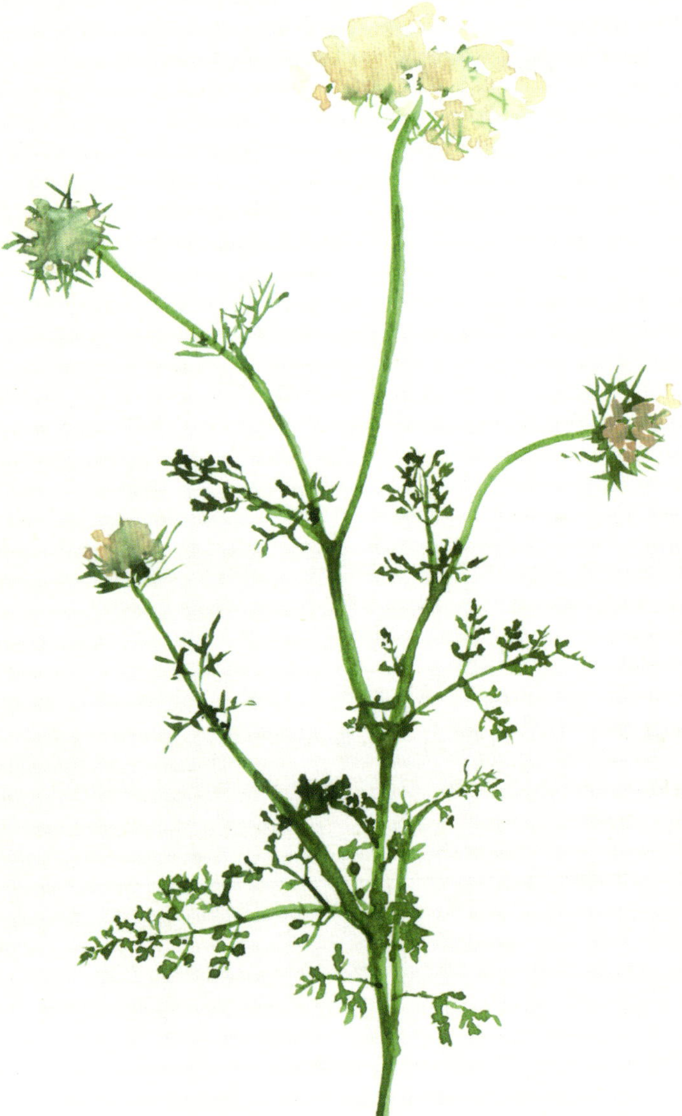

unsere Energien zu bündeln, so dass wir Prioritäten setzen und das Wesentliche vom Unwesentlichen unterscheiden können. Und zuletzt so manches unbearbeitet in die Ablage Papierkorb verschieben können.

Allein das Betrachten der flach gewölbten Blütenmöhre mit ihrer zentral gelegenen, dunklen Mohrenblüte fokussiert unseren Blick. Sind die Blüten bestäubt, rollt sich der Fruchtstand vogelnestartig ein. Geschützt vor äußeren Einflüssen, reifen die Samen heran.

Jahreszeitlich und arbeitstechnisch bedingt, ist es leider nicht immer möglich, diesen Anblick in der Natur zu genießen. Schließlich wirkt es ebenso irritierend, sich während der Arbeitszeit einfach auszustempeln mit der Begründung, die Wilde Möhre betrachten zu gehen. Entweder nehmen wir uns dann selber an die Hand und gönnen uns, als einzigartigen Menschen, wertschätzend eine kleine Pause, in der wir innerlich ein Bild der Möhrenblüte visualisieren. Oder wir nehmen wenige Tropfen einer homöopathischen Zubereitung aus dem Kraut der Wilden Möhre ein.

Auf diese Weise finden wir mit Daucus carota unseren Fokus wieder und lassen unsere Ideen und Gedanken geschützt wie in einem umhüllenden Nest heranreifen, bevor wir zielstrebig unsere Arbeit beenden und uns zufrieden auf den Abend mit der Katze auf dem Sofa freuen.

Ergänzend sei noch erwähnt, dass die Karotte, deren Suppe vor allem Kindern gegen Durchfall hilft, eine Coproduktion aus der Wilden Möhre, der südeuropäischen Riesenmöhre und der orientalischen Schwarzmöhre ist. Und dass auch die blassweiße wilde Möhre wie die grellorange Karotte Carotinoide enthält, auch wenn wir es augenscheinlich nicht sehen können.

Die ersten zarten Blätter der Wilden Möhre sind im Frühling eine feine und gesunde Zutat in der Wildkräuterküche. Beim Sammeln sollte man jedoch immer die giftigen Mitglieder aus der Familie der Doldenblütengewächse wie Gefleckter Schierling oder Hundspetersilie im Sinn haben.

Kamille
Matricaria chamomilla

Weitere Namen: Apfelkraut, Feldkamille
Familie der Korbblütengewächse

Die Echte Kamille ist die Heilpflanze unter den Heilpflanzen. Bereits im alten Ägypten wurde sie als Blume des Sonnengottes verehrt. Im Getreidesaatgut neolithischer Bauern wanderte sie aus dem Orient über den Mittelmeerraum nach Mitteleuropa und sorgte mit ihren Mitreisenden Kornblume, Klatschmohn und Ackersenf für bunte Farbtupfer in den Getreidefeldern unserer Vorfahren. Die Germanen und Kelten wussten um die Heilkraft der Kamille und weihten sie voller Ehrfurcht und Dankbarkeit ihren Sonnengöttern Baldur und Belenus. In den Kräuterbüchern der Antike und des 15. Jahrhunderts wird viel über die Wirkung der Kamille geschrieben.

Die Kamille sollte in jeder Hausapotheke ein Plätzchen finden. Wunden, Erkältungen oder Magenbeschwerden, Unruhe oder Schlaflosigkeit, Kinder- und Frauenkrankheiten, stets können ihre Inhaltsstoffe helfend beistehen. Und wie ihr Name bekundet, ist sie eine Pflanze für die Mütter. Matricaria leitet sich vom lateinischen *mater* für die Mutter oder *matrix* für die Gebärmutter ab.

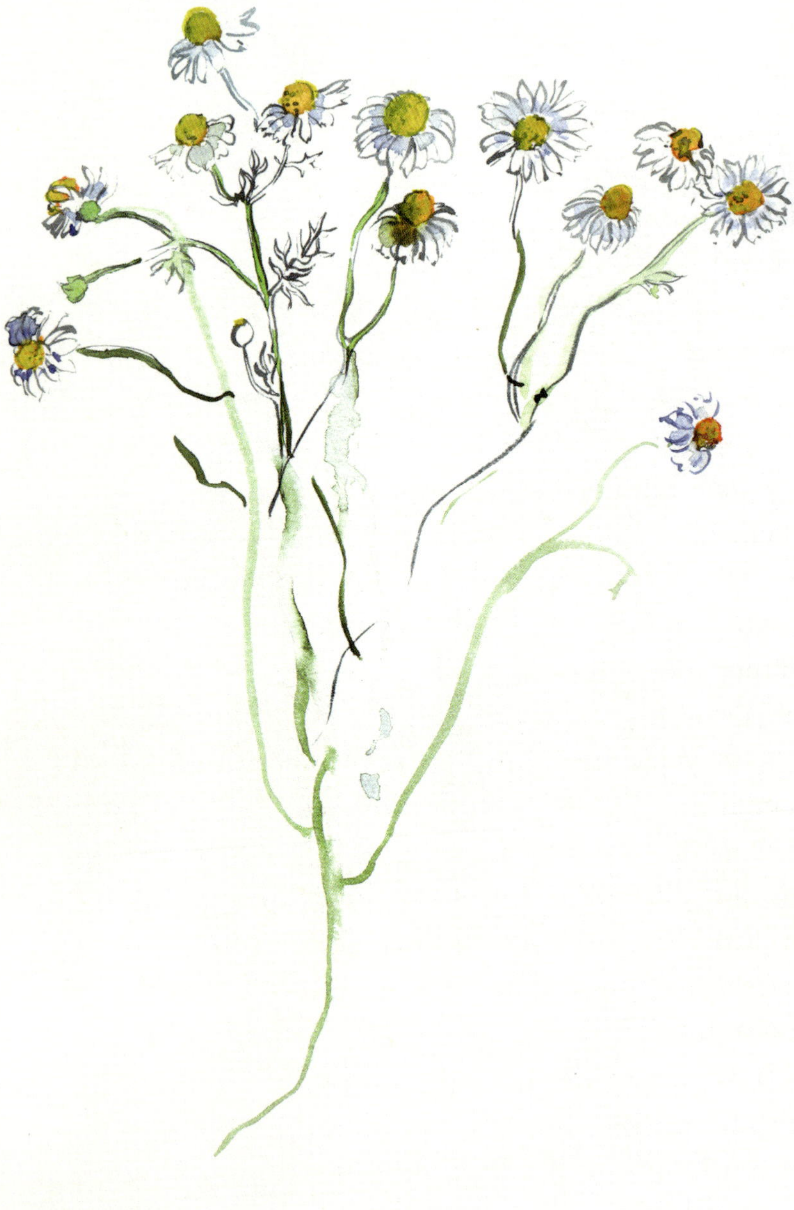

Bis vor wenigen Jahren mit der Kornblume und dem Klatschmohn ein leuchtender Anblick im eintönigen Grüngelb der Getreidefelder, treffen wir heute nur selten auf die Ackerbegleitkräuter. Durch konventionelle Landwirtschaft verschwinden sie immer mehr. Dabei sind sie eine wichtige Bienen- und Insektenweide und leisten einen bedeutsamen Beitrag in unserer kulturellen Tradition. Zu Erntedank werden in manchen Regionen wie in früheren Zeiten Erntekronen gebunden, doch heutzutage zumeist ohne die früher mit eingeflochtenen Kornblumen und Kamillenblüten.

Beim Sammeln von Kamille in der Natur sollte man beachten, dass die Kamille mit anderen, sehr ähnlich aussehenden Korbblütlern verwechselt werden kann. An den folgenden Merkmalen erkennt man die Echte Kamille: Ihre Blüte duftet nach Apfel und der nach oben gewölbte Blütenboden ist im Querschnitt hohl und erinnert in seiner Form an eine Gebärmutter.

Im Mittelalter wurde die für die Mütter sorgende Kamille zum Sinnbild für Maria, denn in ihr sind Wirkkraft und Bescheidenheit vereint. Früher ging keine Jungfrau an einer Kamille vorbei, ohne einen Knicks zu machen. Denn eine jede hoffte, irgendwann selbst Mutter zu werden und dabei auf den Beistand der himmlischen Mutter und die Kraft ihrer Pflanze vertrauen zu dürfen. Weil Maria die Sorgen der Mütter versteht und ihnen beisteht, binden wir die Kamille in den Kräuterbuschen.

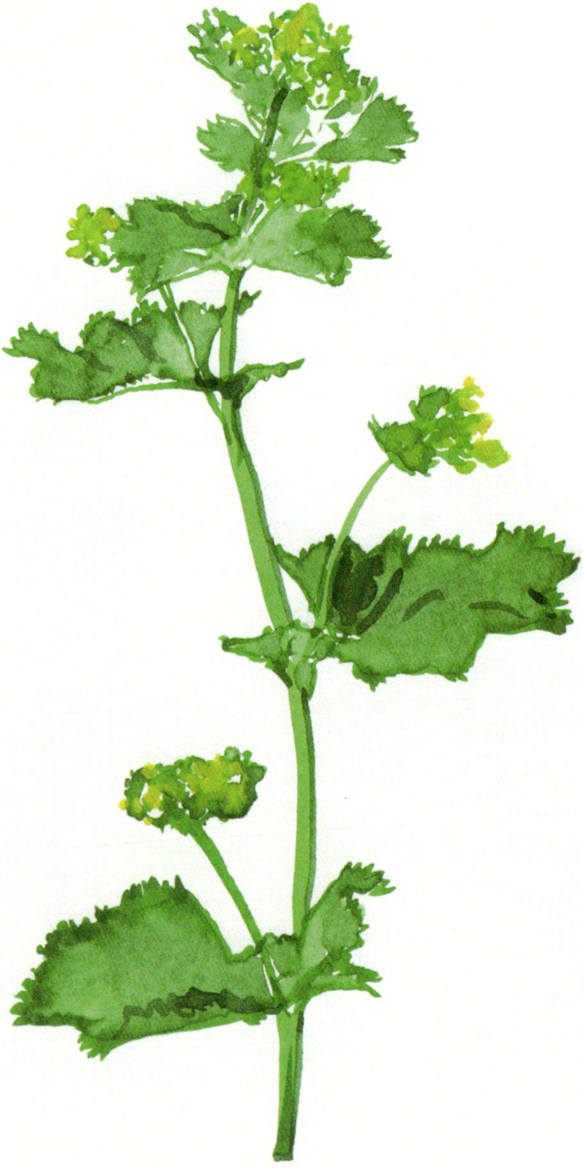

Frauenmantel
Alchemilla xanthochlora

Weitere Namen: Sintau, Taubecher, Jungfernwurz

Familie der Rosengewächse

Bevor die ersten Sonnenstrahlen die Natur erwärmen, glitzern an manchen Sommertagen am Rand der Blättchen des Frauenmantels kleine, wohlgeformte Wassertropfen, die sich in der Blattmitte wie in einem Becken sammeln. Immer wieder fasziniert von dieser Schönheit, nähere ich mich vorsichtig, um nicht die Feen bei ihrem morgendlichen Bad im Taubecher zu stören. Bevor unsere Vorfahren dieses liebreizende Kraut ab dem Mittelalter Frauenmantel nannten, war es für sie der Sintau oder der Taubecher.

— Besonders Alchemisten wie Paracelsus zeigten reges Interesse an diesen magischen Tropfen, die weder als Regen vom Himmel noch als Wasser aus der Erde kamen. Heute bezeichnet die Naturwissenschaft den Vorgang der Bildung dieser magischen Tropfen als Guttation. Durch sogenannte Hydathoden gibt die Pflanze zur Regulation ihres internen Wasserdrucks Xylemflüssigkeit nach außen ab. Unedles in Edles wollten die Alchemisten mit den Tropfen wandeln. So sammelten die Begründer der heutigen Naturwissenschaften in den frühen Morgenstunden vor Sonnenaufgang die geheimnisvolle Essenz, um mit ihrer Hilfe den Stein der Weisen herzustellen. Der Stein der Weisen verkörperte für die Alchemisten das Bestreben nach Vollkommenheit in allen Dingen und Lebewesen. Die lateinische Bezeichnung Alchemilla vulgaris ist eine Ehrerbietung an diese Zeitepoche.

— Doch lange zuvor war der Frauenmantel bereits eine geschätzte Pflanze für unsere Vorfahren. Für sie war der Frauenmantel Inbegriff von Liebe, Schönheit, Jungfräulichkeit und Fruchtbarkeit. Die Germanen weihten ihn ihrer Göttin Freya. Als Göttin alles Wissens besaß Freya auch das Wissen über die Heilpflanzen. In ihr sahen die Menschen den großen Schoß von Mutter Erde. Sie schenkte Leben und hütete in ihrem Leib die Seelen der Verstorbenen, bis deren Zeit zur Wiedergeburt kam.

— Wenn auch nicht in der heutigen Phytotherapie anerkannt, blickt der Frauenmantel als umhüllender und schützender Mantel auf eine Jahrhunderte alte Tradition in der Frauenheilkunde zurück. Im Mittelalter galt er darüber hinaus als wirksamer Wundheiler. Als Aufguss wurden mit ihm Wunden ausgewaschen und Blutungen gestillt. Frische Blätter als Auflage kühlten entzündete Hautstellen. Manchmal legten sich junge Damen vom Tau benetzte Blätter auf die roten und vor Liebeskummer geschwollenen Augen oder reinigten sich mit Tau getränkten Tüchern.

In den Monographien der Phytotherapie zu Alchemilla vulgaris wird er nur zur Anwendung bei leichten Durchfallerkrankungen auf Grund der in den Blättern reichlich vorhandenen Gerbstoffen wissenschaftlich aufgeführt. Für die Wirksamkeit in der Frauenheilkunde liegen keine belegbaren Nachweise vor. Allein durch Erfahrungen in der traditionellen Naturheilkunde wissen wir, wie wohlmeinend und heilsam er Frauen in allen Lebensabschnitten des Frauseins unterstützen kann. Er wirkt regulierend auf den gesamten weiblichen Organismus. Sei es in der Pubertät wie auch in den Wechseljahren, beides lebensverändernde Abschnitte, in denen die Hormone im weiblichen Körper für sich eine neue Balance suchen. Er hilft bei Kinderwunsch und kräftigt vor und nach der Geburt die Gebärmutter und stärkt das Bindegewebe. Eine kleine Auszeit mit einer Tasse Frauenmanteltee ist für jede junge Mutter eine erholsame Verschnaufpause und fördert die Rückbildung der Gebärmutter und die Milchbildung. Wunde Brustwarzen mit einem Aufguss aus Frauenmantel betupft heilen schneller.

Bereits im Mittelalter empfahlen Heilkundige den Schwangeren, ab dem dritten Schwangerschaftsmonat Frauenmanteltee zu trinken, um Fehlgeburten zu vermeiden. Auch Kräuterpfarrer Künzle war ein großer Anhänger der Alchemilla und empfahl den Frauenmanteltee, weil er selbst unter schwierigsten Umständen eine leichte Geburt und ein gesundes Kind bringt. Bei Myomen, Zysten und Endometriose hat sich die innerliche Anwendung einer Frischpflanzentinktur bewährt.

—— Vielleicht sind es nicht immer nur belegbare Fakten, die über den heilenden Wert einer Pflanze entscheiden sollten. Die Naturwissenschaft ist ohne Frage eine wichtige Säule einer ganzheitlichen Medizin zum Wohle des Menschen. Dennoch sollten wir alle Möglichkeiten und Wege der Erforschung einer Pflanze, ebenso Traditionen und Erfahrungsberichte in unsere Bewertung mit einbeziehen. Darum betrachtet noch einmal das Bild des Frauenmantels, oder geht hinaus in die Natur und verweilt ein wenig bei ihm. Fühlt und beobachtet seine weichen Blätter, die wie ein umhüllender Mantel geformt sind. Sie sind nach oben empfangend wie ein weiblicher Schoß geöffnet, der in seinem eigenen Rhythmus silberne Tautropfen hervorzaubert. Unsere Vorfahren sahen in Wesen des Frauenmantels die pflanzliche Verkörperung der weiblichen Gebärmutter, eine sichtbare Bejahung und Ermutigung zur Weiblichkeit.

—— In Folge der Christianisierung übernahm Maria die Rolle Freyas als Beschützerin der Frauen. In der Blattform sah man nun den Mantel Marias. Ihr Mantel versprach den Menschen Schutz und Trost, was in den Darstellungen der Schutzmantelmadonna seinen Ausdruck findet. Die Form der Blätter vereint mit der ungeschlechtlichen Vermehrung des Frauenmantels war für die Menschen ein Zeichen, im Frauenmantel die Gottesmutter Maria zu verehren.

Mädesüß
Filipendula ulmaria

Weitere Namen: Spierstaude, Wiesenkönigin, Wiesengeißbart

Familie der Rosengewächse

So manche Abkürzung im Leben wird oftmals durch ein Hindernis abrupt ausgebremst. Hätten wir genau hingeschaut, hätten wir vielleicht vor dem Verlassen des zunächst eingeschlagenen Weges die am Horizont der Wiese Audienz haltende und nun vor uns stehende Wiesenkönigin erspäht. Mit ihren gefiederten Blättern am rötlichen Stängel beobachtet sie von ihrem weißen Blütenschopf herab das Leben unter ihr im Bach. Vielleicht zeigt sich in der Nähe ein Steg, der das nasse Element überspannt und uns trockenen Fußes auf die andere Seite führt. Oder wir schätzen die zu bewältigende Distanz und wagen einen Sprung auf die andere Seite, denn an Umdrehen ist nicht zu denken. Ein Steg zeigt sich nicht. Also mutig voran und mit viel Schwung und ... Platsch. Pitschnass geht es heimwärts. Inständig beten wir zur Muttergottes, dass unsere Idee mit der Abkürzung im Leben uns nicht noch weiter vom eigentlichen Ziel entfernt hat.

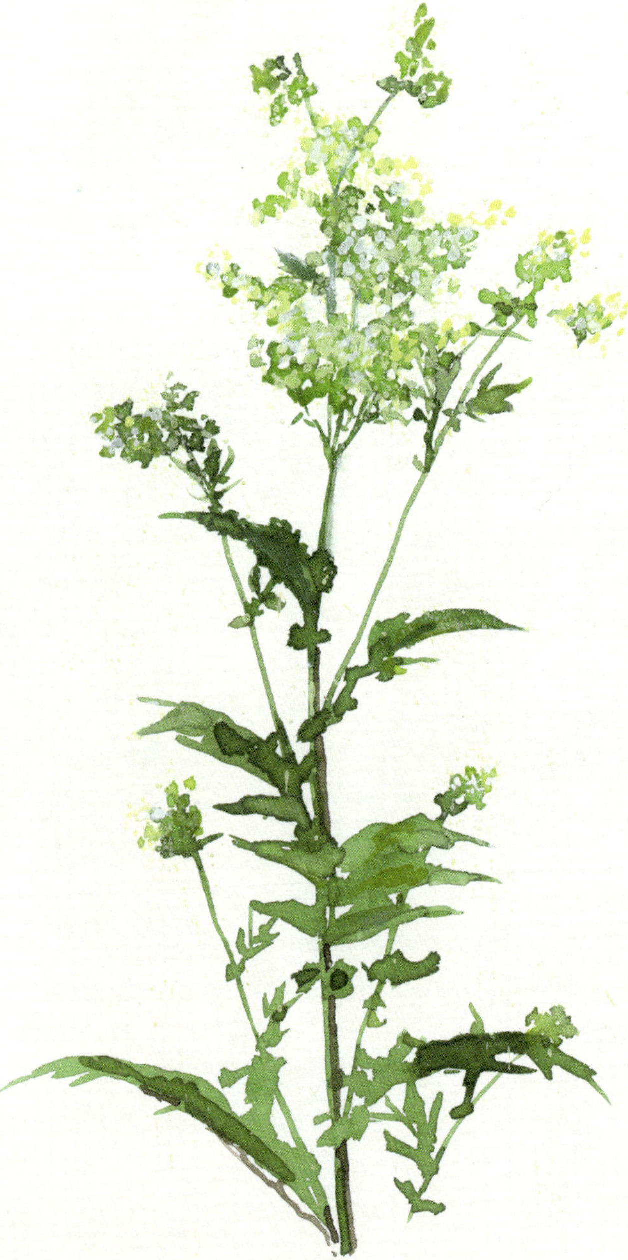

—— Ein Hatschi am nächsten Tag gefolgt von Fieber und Kopfschmerzen lässt uns Übles ahnen. Da ist guter Kräuterrat angebracht. Die Wiesenkönigin ist den Kräuterkundigen auch als Mädesüß bekannt. Den Druiden eine heilige Pflanze, wurde das Mädesüß später unter die Obhut der Gottesmutter Maria gestellt. Neben Gerbstoffen und Flavonoiden enthält das Kraut und insbesondere die zarten weißen Blüten ein ätherisches Öl, das unter anderem eine Vorstufe der schmerzstillenden und fiebersenkenden Salicylsäure enthält. Ein sehr bekanntes Arzneimittel wurde aus den Inhaltsstoffen des auch Spierkraut genannten Mädesüss entwickelt. Gemischt mit Thymian, Salbei, Kamille und Fenchelsamen ergibt das Kraut des Mädesüss einen heilsamen Tee bei grippalen Infekten.

—— Begegnen wir auf unserem Weg das nächste Mal der Wiesenkönigin, schnuppern wir ein wenig an ihrer Blüte. Ihren Duft beschreibt der eine als vanillig angenehm, den anderen erinnert er an den Geruch von Apotheke oder Krankenhaus.

—— Früher wurde das Mädesüß zum Aromatisieren von Bier, Wein und Met verwendet oder als Raumduft auf den Boden gestreut. In der modernen Wildkräuterküche verwendet der Koch oder die Köchin die Blüte des Mädesüß zur Herstellung eines Kräuterzuckers oder anderer Leckereien von heilsamem Wert für die Gesundheit.

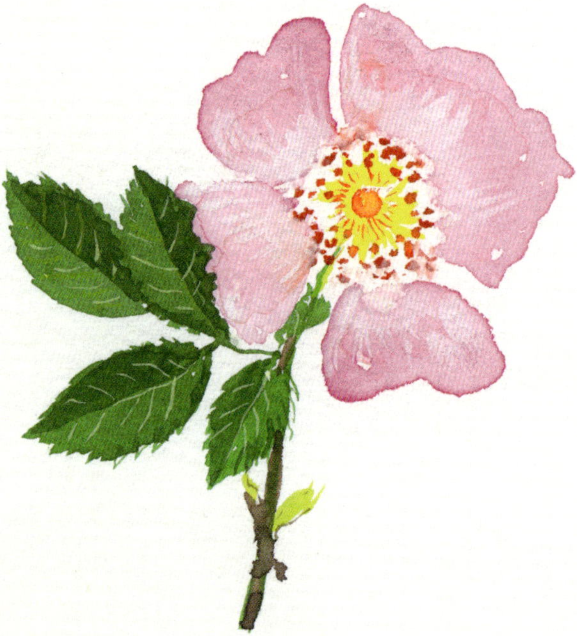

Hundsrose
Rosa canina

Weitere Namen: Hagedorn
Familie der Rosengewächse

Jedem Anfang wohnt ein Zauber inne. Jeder Anfang ist allerdings auch schwer. Und ist die erste Hürde genommen, strömen die Worte auf das Papier, gleich dem kostbaren Duft, der bei Sonnenaufgang den Blüten der Essigrose im Morgenland entweicht und zum Himmel emporsteigt. Das Männlein, das im Walde unseres Abendlandes steht, hält sich zu meinem Glücke nicht an das Sub Rosa Gebot. Er breitet sein purpurnes Mäntelein galant über einem Baumstumpf aus, damit ich darauf Platz nehmen kann. Vieles weiß er zu erzählen über die Rosen. Doch es ist Herbst, die Tage werden kürzer. So bleibt nicht viel Zeit füreinander und für die Geschichten über sich und seine Verwandtschaft aus vielen Kulturen und Ländern der Welt. Darum soll es heute um ihn und das gehen, was unsere Vorfahren in Mitteleuropa mit den Rosen verband.

Als Frucht der Hundsrose ist das Männlein auch als Hagebutte bekannt und steckt voller gesunder Inhaltsstoffe. Als die Menschen erstmals in den Wäldern siedelten, pflanzten sie Schlehen, Weißdorn und auch den Hagedorn, wie die Hundsrose zunächst genannt wurde, als Schutzhag um ihre Siedlungen. Mit ihren zauberhaft anmutenden Blüten und ihren nahrhaften Früchten im Herbst verkörpert die Hundsrose noch immer die Schönheit der Fruchtbarkeitsgöttin Freya, aber auch deren mütterlich beschützende Fürsorge. Mit ihren wehrhaften Dornen und ihrem mächtigen Wuchs wurde sie bald zum Dämon und allem Bösen abwehrenden Zauberpflanze. Als Wegbegleiterin der verstorbenen Seelen wurde das Holz des Hagedorns bei den Feuerbestattungen mitverbrannt.

—— Das Männlein berichtet weiter, dass sich das Bild seiner Heimat unter dem Einfluss der Römer wandelte. Sie brachten vielleicht erstmals die intensiver duftende Essigrose und die Albarose in die eroberten Gebiete nördlich der Alpen. Wenn nicht sie, dann spätestens die Mönche, so erzählt mir das Männlein mit leuchtenden Augen. Ich merke, auch er ist wie ich dem betörenden Duft der Rose erlegen. Die Essigrose und die Albarose haben ihre Heimat im Morgenland, wo man den Geschichten aus 1001 Nacht lauscht. Sie erzählen von vielerlei Gewürzen und Düften und ihrer Verehrung als kostbare Schätze.

—— Rosen wurden dort als die Königinnen der Blumen bewundert. Sie wurden in den Ländern der aufgehenden Sonne wie im Abendland zur Attributpflanze der alten Göttinnen. Das fröhliche Männlein verrät mir sogar seinen geheimsten Wunsch, den ich natürlich gerne erfahren will. Er möchte nur einmal in seinem Leben durch ein Rosarium wandeln und den himmlischen Anblick und die Duftvielfalt all der Rosen genießen, die durch menschliche Hand oder durch die Kreativität der Natur seit Anbeginn der Rosenkultur entstanden sind.

—— Als die Mönche, wie bereits erwähnt, die ersten wahrhaft duftenden Rosen in ihren Klöstern anpflanzten, nutzten sie nicht nur die Heilkraft der Rosen, um den Menschen zu helfen. Sie nutzten auch deren königliche Schönheit und Anmut, um mit ihnen den Menschen das Wesen der heiligen Maria näher zu bringen. Maria wurde zur Rose. Die weiße Albarose zum Abbild der jungfräulichen Gottesmutter, die rote Essigrose zum Zeichen ihrer fürsorglichen Liebe aber auch ihrer Schmerzen. Im Rosenkranz, der sich in seiner heutigen rituellen Form durch Verwebung traditioneller Gebetsschnüre mit der Anbetung Marias entwickelt hat, zeigt sich die Verehrung der Himmelskönigin.

—— Die Sonne nähert sich dem Horizont. Es heißt Abschied nehmen vom Männlein im Walde. So vieles gibt es über seine Artgenossen zu berichten. Doch für heute ist Schluss mit einem Kuss, den er von mir auf sein rotes Wänglein bekommt, wobei sein schwarzes Käpplein ein wenig verrutscht. Vielleicht treffen wir uns im nächsten Herbst wieder, und ich bringe ihm Bilder von meinen Reisen zu den Rosarien mit.

Waldengelwurz
Angelica sylvestris

Weitere Namen: Brustwurz, Waldangelika
Familie der Doldenblütengewächse

Die Waldengelwurz ist die kleinere, in ihrer Heilwirkung etwas schwächere Schwester der Echten Engelwurz. Beide unterscheiden sich nur in unwesentlichen Kleinigkeiten wie zum Beispiel ihrer Herkunft und natürlich ein wenig in ihrem Aussehen. So beginnen wir zunächst mit den Gemeinsamkeiten. Im ersten Jahr ihres irdischen Daseins wächst sowohl die Wald- als auch die Echte Engelwurz mit ihrer Wurzel tief in die Erde hinein. Für uns Menschen ist nur die grüne Blattrosette sichtbar, mit deren Hilfe sie Sonnenlicht einfängt, um neben Kohlenhydraten heilsame Inhaltsstoffe zu synthetisieren, die sie in der Wurzel einspeichert. Wollen wir diese Schätze für unser Wohlbefinden nutzen, sollten wir im Herbst des ersten Jahres oder spätestens zeitig im nächsten Frühjahr die Wurzel ernten. Im zweiten und zumeist letzten Jahr ihres Vegetationszyklus strebt die Engelwurz, einer Lichtgestalt gleich, nach oben und entfaltet ihre kraftvolle Blüte aus einer auffällig großen, umhüllenden Blattscheide. Dabei verbraucht sie alle ihre eingelagerten

Reserven samt ihrer Heilkräfte und stirbt anschließend. Zurück bleiben nur die Samen, die den Keim einer neuen Pflanze, eines neuen Vegetationszyklus in sich tragen.

—— In der Pflanzenheilkunde und der Großproduktion von Likören und Elixieren wird nur die Echte Engelwurz, Angelica archangelica, verwendet. Sie ist ein Gewächs des sehr Hohen Nordens. Ihre Blätter und Stängel werden bei den dortigen Einwohnern als Gemüse gegessen, ihre hohlen Stängel als Musikinstrument gespielt. Mit den Wikingern begann die Echte Engelwurz ihre Wanderung entlang den Flüssen südwärts, wo sie als Allheilmittel nach und nach in den Klöstern angebaut wurde. Der Legende nach zeigte Erzengel Raphael, den am Schwarzen Tod verzweifelnden Menschen, die Engelwurz als heilsames Mittel gegen die Pest. So kauten Pestärzte während ihrer Besuche bei den Kranken auf einem Stück Wurzel, in der Hoffnung das Böse dadurch abzuwehren. Im Vier-Räuber-Essig sollte die Engelwurz enthalten sein. Einer Legende nach schützten sich die vier Leichenfledderer mit dieser Mixtur aus verschiedenen Heilkräutern vor der Ansteckung durch die Pest, als sie um 1720 in Marseille die Pesttoten ausraubten.

—— Traditionell und in der Pflanzenheilkunde unterstützt die Wurzel der Echten Engelwurz als aromatisches Bittermittel die Verdauung. Verarbeitet in Salben erleichtert sie bei grippalen Infekten, auf Brust und Nasenflügel aufgetragen, das Atmen und bekämpft die verursachenden Erreger. Auf ihrer Wanderung entlang der Donau gelangte die Echte Engelwurz schließlich nach Österreich, und landete als kandierte Stängel auf den Tellern der Feinschmecker.

Die Waldengelwurz hingegen, deren Heimat die Auwälder, Feuchtwiesen und Ufer von Gewässern in Europa, in Sibirien und dem Kaukasus sind, war für die ländliche, fern ab von Klöstern lebende Bevölkerung, ein wichtiger und überlebensnotwendiger Bestandteil ihrer Hausapotheke. Sie half als Brustwurz bei Erkältungskrankheiten und bei Magenbeschwerden. Und natürlich gibt es auch Rezepte für ein Likörchen aus der Waldengelwurz. Heute weiß man, dass es die ätherischen Öle, Bitterstoffe und Cumarine der Wurzeln beider Arten sind, die antiseptisch, schleimlösend, entkrampfend, harntreibend und verdauungsfördernd sind.

Wegen ihrer Heilkraft, dem erdenden Duft ihrer starken Wurzel und ihrer licht nach oben strebenden Gestalt wurden sie im späten Mittelalter als heilige Pflanzen verehrt. In den zunächst beschützend ummantelten Blüten, die sich dann wie in der Luft schwebend öffneten, sahen die Menschen die Verkörperung eines Engels. Als Amulett am Körper getragen und über die Kinderbetten gehängt, wurde die Wurzel der Engelwurz zum Schutzengel gegen Dämonen und Hexen.

— Das kostbare ätherische Öl der Echten Engelwurz wird in der Aromatherapie sehr geschätzt. Mit seinem erdigen, herben und kraftvollen Duft lindert es Ängste und Beklemmungen. In einer Räucherung verwendet, erdet und stärkt uns die Wurzel, während uns der Samen Inspiration schenkt. Eine spagyrische Angelikaessenz stärkt unsere Ich-Kräfte, erhöht die psychische Widerstandskraft und das Vertrauen in das eigene Leben gegen all die Dämonen des jeweiligen Zeitgeistes. Man sagt, Plätze auf denen Engelwurz wachsen, sind heilige Orte und sollen Glück bringen.

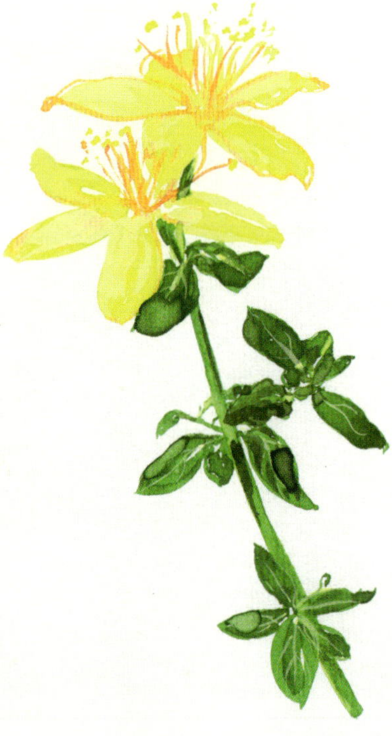

Echtes Johanniskraut
Hypericum perforatum

Weiter Namen: Tüpfelhartheu, Jageteufel

Familie der Hartheugewächse

DIY Johanniskrautöl leicht gemacht
Für ein selbst angesetztes Johanniskrautöl, wegen seiner leuchtend roten Farbe auch Rotöl genannt, ernten wir die oberen 10 cm des Echten Johanniskrauts zur Vollblüte im Sommer. Zur Unterscheidung von anderen Arten des Hartheu, zerreiben wir eine mit roten Tupfen versehene Blütenknospe zwischen den Fingern. Färben sich die Finger Rot, haben wir den Jageteufel erwischt, dessen grüne Blätter durch die kleinen Behälter gefüllt mit ätherischem Öl und nicht durch die Krallen des Teufels getüpfelt sind. Obwohl, wer weiß?

—— Ideal für die Ernte wäre der Zeitpunkt, wenn die Pflanze neben den Knospen und Blüten bereits Samen entwickelt hat. Ein dunkles Glasgefäß wird mit den frischen, zerkleinerten Pflanzenteilen ohne den harten Stängel bis oben hin gefüllt und mit kaltgepresstem Olivenöl übergossen. Darauf achten, dass alle Pflanzenteile zur Vermeidung von Schimmelbildung mit Öl bedeckt sind. Das Gefäß an einem warmen und dunklen Ort aufbewahren. Früher war es üblich, das Ölmazerat an einem lichtdurchfluteten Platz ausziehen zu lassen, weil man der Überzeugung war, dass auf diese Weise vermehrt heilende Sonnenkraft im Öl enthalten ist. Nach neuester Erkenntnis zersetzen sich bei dieser Methode allerdings die lichtempfindlichen Inhaltsstoffe, die wir wegen ihrer wundheilungsfördernden und antimikrobiellen Wirkung schätzen.

— Eine Woche lang das Glas nur mit einem Tuch bedecken, damit das in der Pflanze enthaltene Wasser verdunsten kann. Ab der zweiten Woche verschließen wir das Glas fest mit einem Deckel. Fünf Wochen lang darf es nun ruhen, nur unterbrochen durch eine kleine Achtsamkeitsübung, die wir ihm durch tägliches Schütteln entgegenbringen.

— Dann endlich ist es so weit: Wir filtrieren das nun rotbraune Öl durch ein feinmaschiges Tuch ab und lassen es in Ruhe abtropfen. Bitte nicht auspressen, da sonst Restfeuchte ins Öl gelangt.

— Wir füllen unser erstes DIY Rotöl voller Freude und Stolz in dunkle Flaschen, beschriften diese mit Angaben des Inhalts und dem Herstellungsdatum und bewahren es kühl (jedoch nicht im Kühlschrank) auf. Bis zu drei Jahren ist es haltbar, wenn es nicht zuvor mit Lavendelöl verfeinert als Massageöl regen Einsatz findet, um verspannte Muskeln zu lockern.

Die mittels Sonnenenergie synthetisierten Inhaltsstoffe des Echten Johanniskraut vertreiben als Tee getrunken die trüben Gedanken, die wir in der dunklen Jahreszeit oft hegen. Eine liebevolle Einreibung mit seinem Rotöl glättet Narben und lindert Nervenschmerzen, die oftmals teuflisch unangenehm sein können.

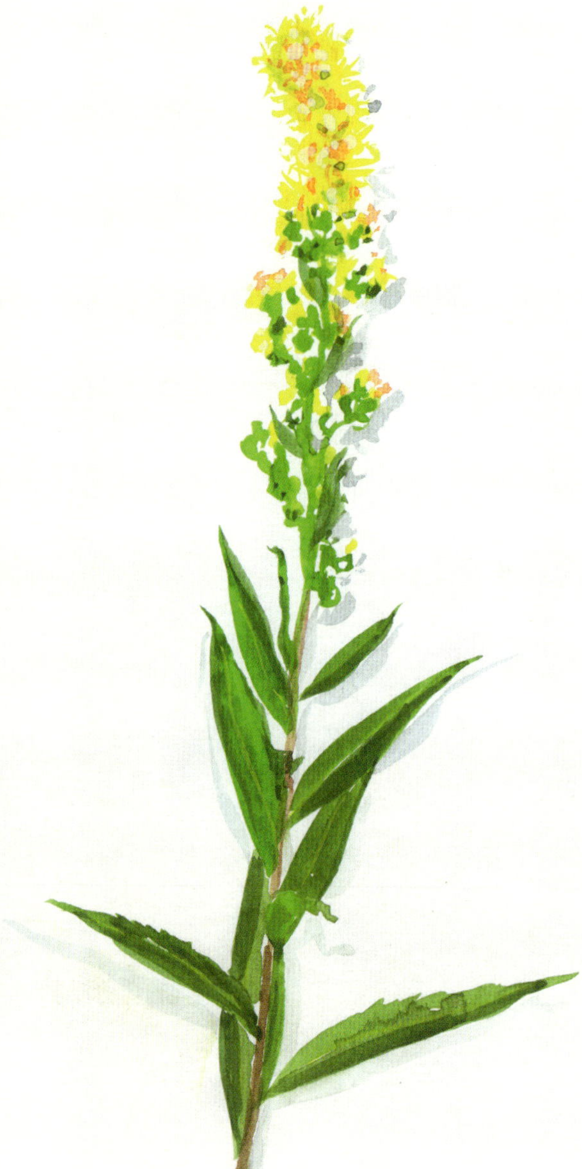

Goldrute
Solidago virgaurea

Weitere Namen: Heydnisch Wundkraut, Himmelsbrand, Unsegenkraut

Familie der Korbblütengewächse

Gesucht wird die Echte Goldrute. Nur spärlich ist sie inzwischen an ihren liebsten Standorten in Kiefernwäldern und auf Heiden anzutreffen. In den unzähligen Büchern über Heilpflanzen in meiner Bibliothek wird sie kaum erwähnt. Dabei war sie unseren germanischen Vorfahren der Wundheiler schlechthin. Daher rührt auch die Bezeichnung Solidago, das sich von von *consolidare* (festigen) ableitet.

—— Als Himmelsbrand wurde die Echte Goldrute in den Kräuterbuschen zu Maria Himmelfahrt gebunden. Diese Bezeichnung gebührt auch der Königskerze. Als Unsegenkraut war sie Abwehrpflanze gegen Hexerei und den Bösen Blick.

—— Nicht nur in den modernen, auch in den frühen Kräuterbüchern findet die Goldrute kaum Erwähnung. Bei Paracelsus taucht die Echte Goldrute unter der Bezeichnung Solidago nur im Paket mit anderen wundheilenden Pflanzen auf, wie etwa Beinwell, Blutwurz, Spitzwegerich und Sanikel. Hieronymus Bock schrieb 1565, dass sie bei den alten Germanen als Heydnisch Wundkraut an erster Stelle gestanden habe. Sie solle allerdings auch alle „innerliche Versehung“ heilen. Matthiolus war der erste Autor, der die diuretische Wirkung (= die Ausscheidung von Harn fördernd) in den Vordergrund stellte, wegen der sie in der heutigen Phytotherapie maßgeblich eingesetzt wird.

Ab dem 19. Jahrhundert wurden in Parkanlagen und Gärten die aus Nordamerika eingeführte Kanadische und die Große Goldrute angepflanzt. Prächtig und golden glänzten deren Blüten in den Beeten und mit einer ebenso prächtigen und enormen Vitalkraft verließen sie die ordentlich angelegten Landschaften und wilderten aus. Beide Arten sind im Gegensatz zur Echten Goldrute Ruderalpflanzen und wachsen deshalb gerne an Bahndämmen und Ufern sowie an Orten ehemaliger Siedlungen. In der traditionellen Heilkunde der Ureinwohner Nordamerikas wurden die beiden Neuankömmlinge unter anderem gegen Harnwegserkrankungen und Gicht genutzt.

In der gegenwärtigen Phytotherapie sind sowohl die Echte als auch die Kanadische und die Große Goldrute anerkannte Heilpflanzen in der Therapie gegen Nieren- und Harnwegserkrankungen. Da sie sich in ihren Inhaltsstoffen und ihrer Wirkung kaum unterscheiden, werden zumeist die nordamerikanischen Arten, weil ökonomischer, angebaut.

Königskerze
Verbascum densiflorum

Weitere Namen: Wollblume, Himmelsbrand, Marienkerze, Wetterkerze

Familie der Braunwurzgewächse

Unsere liebe Frau geht übers Land, sie trägt den Himmelsbrand in ihrer Hand. – Hocherhaben steht sie im Mittelpunkt unserer Bewunderung, und diesen Sommer wahrlich jedem im Weg, der an ihr vorbei zum Gartenschuppen gehen will. Bereits im letzten Jahr zwängte sich ihre ausladende wollig-behaarte Blattrosette durch die Fugen zwischen den Steinplatten. Nun im zweiten Jahr gehen wir voller Respekt und Wertschätzung um ihren 2 Meter hohen Stängel herum.

___ Ihre eng beieinanderstehenden Blüten strahlen gelb über ihren Hofstaat im Garten hinweg. Wie ein wärmender und fruchtbarer Segen gleitet ihr Leuchten über alle Pflanzenwesen. Es wundert nicht, dass die Königskerze zum Attribut unserer Gottesmutter wurde. Das Zepter der Himmelskönigin, mit dem sie das Land segnete.

___ Wenige Blüten darf ich mir von ihr pflücken, die ich als letzte Zutat meinem Jahreshustenschichtsirup für heuer beigebe. Dadurch erhält dieses liebevoll zusam-

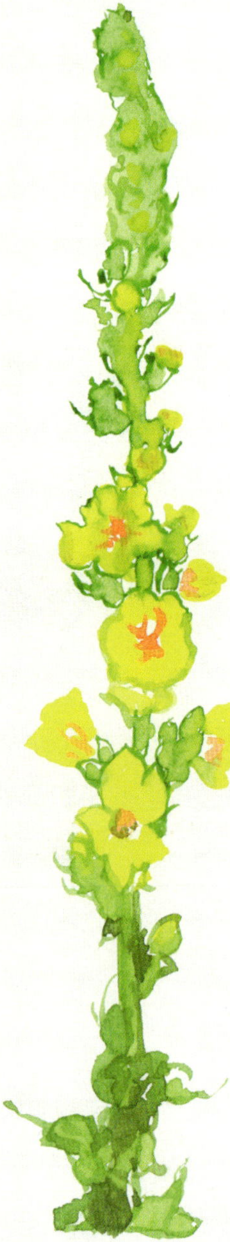

mengefügte Heilmittel die wärmende Energie der Sommersonne, die uns im Winter während der Erkältungszeit wohlig guttut. Hinzu kommen Schleimstoffe, die sich wie ein beruhigender Film auf unsere entzündeten Schleimhäute legen. Weiterhin befördern sogenannte Saponine in den Blüten der Königskerze ein Zuviel an Schleim aus den Atemwegen hinaus.

___ Für das kommende Jahr ist die Thronfolge und damit die Herstellung eines frischen Hustensirups bereits gesichert. Denn bereits jetzt hat sich zu Füßen der diesjährigen Königskerze eine weitere Blattrosette als Thronanwärterin präsentiert. Ich werde dranbleiben und bei Zeiten berichten. Es bleibt wie immer spannend im Königsgarten.

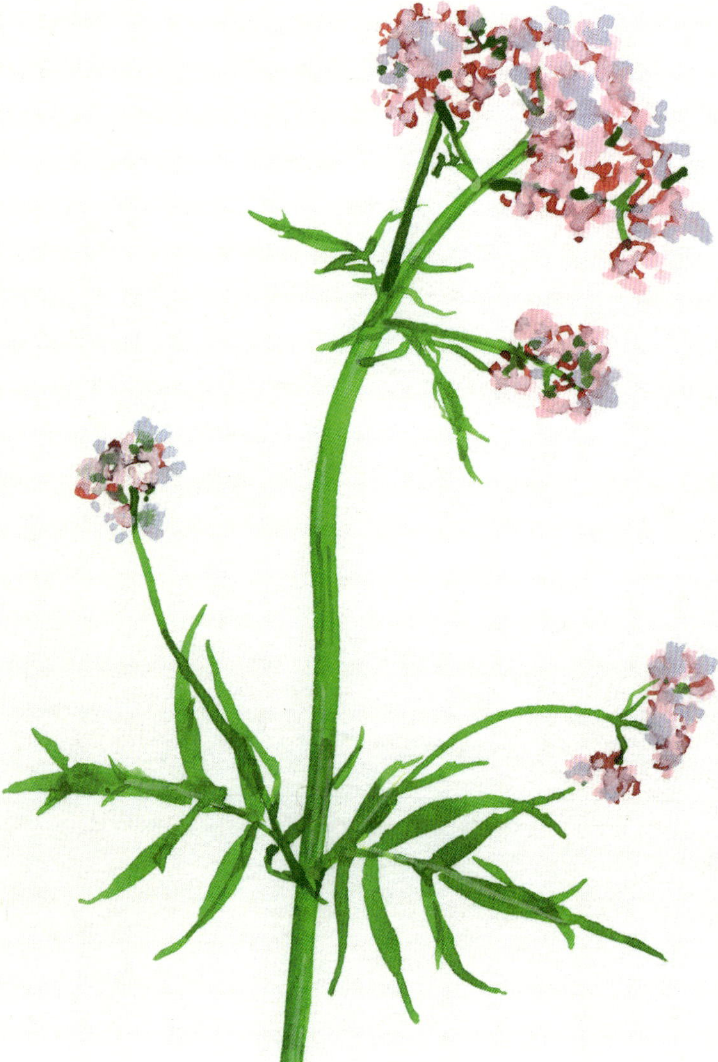

Baldrian
Valeriana officinalis

Weitere Namen: Katzenkraut, Mondwurz, Elfenkraut, Theriakswurz

Familie der Baldriangewächse

„Baldrian, Dost und Dill, kann die Hex nit, wie sie will.“ So steht es geschrieben, so soll es sein … Wie in alten Zeiten werden in den modernen Apotheken Teemischungen hergestellt. Ist Baldrian ein Bestandteil einer solchen Rezeptur, ist seine Wurzel die Ursache des unangenehmen Geruchs, der durch die Apothekenräume wabert. Beim Öffnen des stets äußerst dicht verschlossenen Gefäßes raubt ein undefinierbarer Geruch der Kräuterfee den Atem. Von Katzen jedoch heiß und innig geliebt, soll er selbst Dämonen abwehren.

Seit Menschengedenken besaß Baldrian, trotz oder vielleicht gerade wegen seines Odems eine hohe Wertschätzung in der Heilkunde und galt als eines der wichtigsten Mittel im Kampf gegen die Pestilenz. Angewendet wurde die Wurzel des Baldrians als schmerzstillendes Mittel, gegen Husten und Asthma, für besseres Augenlicht und viele weitere Leiden. Seine Wirkung als Beruhigungs- und nervenstärkendes Mittel ist erst seit dem

19. Jahrhundert bekannt. Als Phytotherapeutikum wird die Wurzel des Baldrians heutzutage meist in Kombination mit Hopfen, Melisse und Passionsblume zur Beruhigung und bei Einschlafstörungen empfohlen. Bei Prüfungsangst ist Baldrian ein Geheimtipp, denn er nimmt die Nervosität ohne zu ermüden.

—— Seinen Namen Baldrian erhielt er als Ableitung des mittelalterlichen Wortes valeriana, was wiederum vom lateinischen *valere* (gesund sein) abstammt. Betrachten wir die Pflanze in der Natur, könnte auch Baldur, der Lichtgott der Germanen, Namenspate gewesen sein. Baldur, Sohn von Frigg und Odin, war der gütigste unter den Rabauken des nordischen Götterhimmels. Er strahlte in seiner lichtvollen Art Ruhe und Geborgenheit aus, gleich wie die himmelwärts gerichteten Blüten des Baldrians. Suchen wir bei Vollmond die Ufer des Flusses auf und verhalten uns still, sehen wir Feen, Elfen und Nixen beim Tanz um die weiße, doldenartige Blüte des Feenkrauts. In ihrer Umgangssprache nennen die Naturgeister den Baldrian auch Mondwurz.

—— Bei Sonnenaufgang verabschieden sich unsere kleinen Freunde voneinander und gehen nach Hause. Zurück bleibt ein unerwartet lieblicher Duft und ein Hauch von Rosa auf den Blüten. Was für ein Gegenpol zu dem, was der Baldrian unter der Erde verbirgt. Bevor unsere Gedanken berauscht vom Anblick der Naturwesen und dem zarten

Duft der Baldrianblüte gänzlich in die Welt der Magie eintauchen, gleiten wir am kantig gefurchten und hohlen Stängel, vorbei an unpaarig gefiederten, filigranen Blättchen hinab zu einer grundständigen Blattrosette, unter der verborgen die Wurzel des Baldrians auf ihren Einsatz wartet. Hier erholen wir uns erst einmal von den Erlebnissen der vergangenen Vollmondnacht.

Wieder geerdet erforschen wir nun mutig die Wurzel. Der intensiv unangenehme Geruch der Baldrianwurzel vertreibt außer Katzen und Ratten alles und jeden, sogar Dämonen und Hexen. In alten Büchern steht geschrieben, wolle man Hexen erkennen, so hänge man ein Bündel Baldriankraut mit einem Faden an die Decke. Zur eigenen Sicherheit könnte man ja einen solchen Hexenmelder am besten neben den Rauchmelder in den Eingangsbereich hängen. Tritt der Besuch ein und das Bündel dreht sich, so heißt es weiter, ist der Beweis erbracht. Wir sollten alsdann unverzüglich in Habacht sein, vor dem was Übles folgen könnte. Am besten räuchere man sogleich mit Baldrian und anderem Räucherwerk gegen negative Energien, entferne allerdings vorher die Batterien aus dem Rauchmelder. Seiner Rolle als Abwehrpflanze gemäß wurden früher auch die Neugeborenen, ehe sie wussten wie ihnen geschah, in Baldrianwasser gebadet.

Baldrian ist für mich eine Pflanze des modernen Zeitgeistes. Wir zermartern uns den Kopf, flüchten in

Gedankenwelten, unsere Sinnesorgane werden von Reizen überflutet. Hektik beherrscht den Alltag. Unruhe und Angst sind Schlagworte, die selbst einen gesunden Optimisten aus der Lebensbahn werfen können. Schlafstörungen werden zur Normalität. Baldrian hilft uns, unsere überreizte Gehirnaktivität mit unseren Gefühlen und unserem Herzen in Balance zu bringen. Nur wenn unsere Gedanken und unsere Gefühle das gleiche harmonische Lied singen, meistern wir die kleinen und großen Prüfungen des Lebens und können zwischendurch beruhigt mit den Naturgeistern bei Vollmond feiern und anschließend erholsam schlafen. Energievampire sind dank Baldrian zur Party nicht geladen.

Eine Verwandte des Baldrians ist die indische Narde, Nardostachys jatamansi. Als Symbol für Demut, Würde und Göttlichkeit wurde das aus der Wurzel gewonnene, sehr kostbare Öl in der Antike als Salböl für Könige und Priester genutzt. Am Vorabend der Kreuzigung in Jerusalem salbte Maria Magdalena die Füße Jesu als Zeichen der Ehrerbietung mit kostbarem Narden-Öl. Das ätherische Öl der Narde wirkt erdend und beruhigend. Es ermutigt uns und gibt uns Stabilität bei innerer Unruhe und Stress.

Liebstöckel
Levisticum officinale

Weitere Namen: Maggikraut, Bärmutter, Gichtwurz, Luststecken

Familie der Doldenblütengewächse

In der Kürze liegt die Würze.
Oder: Namensherkunft einer Pflanze in drei Gängen.

Vorspeise oder Amuse Gueule – Maggikraut

Liebstöckel mag ähnlich wie die Maggi-Würze schmecken, ist aber nicht darin enthalten. Verwendet wird es in der Küche sehr sparsam, wegen der intensiven Blätter, die ähnlich wie Sellerie schmecken, nur etwas bitterer.

Hauptgericht oder gut zu wissen – Bärmutter, Gichtwurz

Die Wurzel des Liebstöckels enthält ätherische Öle, die eine verstärkte Durchblutung des Nierenbeckens anregen. Die Harnmenge wird erhöht, die Nieren und die Blase werden besser durchspült. Dadurch hilft Liebstöckel gegen Gicht und bei Blasenentzündungen. Anwendung findet die Wurzel in der Phytotherapie hauptsächlich bei einer Reizblase. Auf Grund der verstärkten Durchblutung des Beckenbereiches kann die Wurzel des

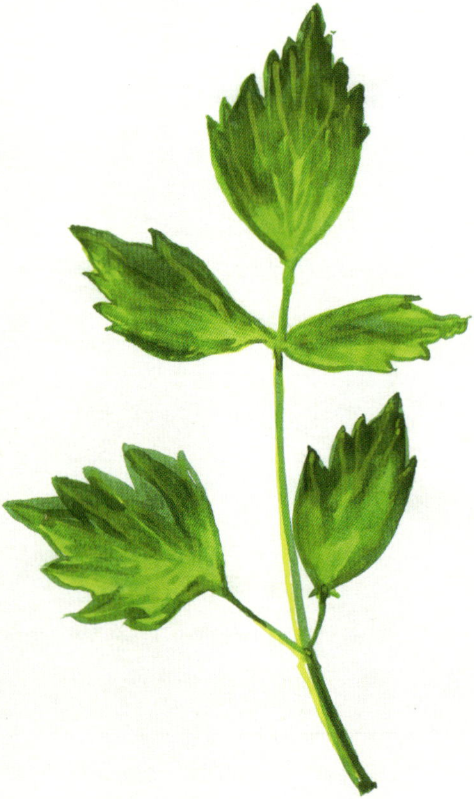

Liebstöckels eine zu schwache Monatsblutung anregen. Daher keine Anwendung in der Schwangerschaft.

Dessert – Luststecken

Levisticum leitet sich vermutlich von *ligusticum* (aus Ligurien kommend) ab, Südeuropa ist die Heimat des Liebstöckels. Mönche brachten ihn in den Norden und bauten ihn in den Klöstern an. Aus Levisticum wurde durch Lautverschiebung und die Stille Post irrtümlicherweise der Liebstöckel, der Luststecken und wurde demgemäß für Liebeszauber und Liebestränke verwendet. Eine aphrodisierende Wirkung konnte bis heute nicht nachgewiesen werden. Da Liebstöckelblätter allerdings als Würze in der Liebessuppe gegen Blähungen half, konnte das sinnliche Dessert sicherlich intensiver genossen werden.

Wenn es noch ein wenig sein darf – ein kleiner Nachschlag: Wie alle intensiv riechenden Pflanzen wurde der Liebstöckel gleichfalls zur Abwehr von Dämonen und Hexen angewandt. Ein Rezept aus der Hildegardmedizin hat sich besonders bei Kindern bewährt, deren Mandeln geschwollen und entzündet sind. Und das tut bekannterweise höllisch weh. Hierfür nimmt man einen getrockneten und ausreichend breiten Stängel des Liebstöckels, der hohl ist wie ein Trinkhalm, und lässt damit das kranke Kind heiße Milch schlürfen. Und Levisticum officinale durfte natürlich nicht im Kräuterbuschen fehlen.

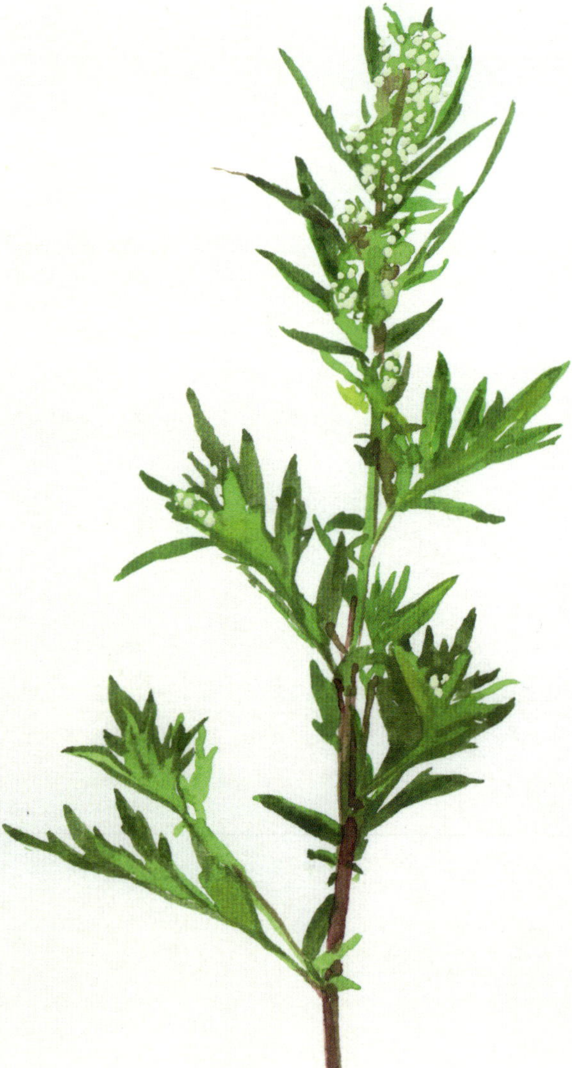

Beifuß
Artemisia vulgaris

Weitere Namen: Gänsekraut, Besenkraut, Mugwurz, Sonnwendgürtl, Weibergürtl

Familie der Korbblütengewächse

In einer Zeit vor unserer Zeit war der Beifuß für unsere Vorfahren, die Kelten und Germanen, eine mächtige Heil- und Ritualpflanze. Damals wie heute ist es Brauch, während der Rauhnächte oder zu den Sonnwendfesten Beifuß zu räuchern. Der Ballast der vergangenen Wochen und Monate sowie negative Energien, die eigenen oder die der übellaunigen Verwandtschaft, die zu Besuch weilte, sollen aus den Räumen weichen, um Platz für Neues zu schaffen. Eine Räucherung mit Beifuß bekräftigt uns, mit mutigen Schritten unsere Visionen und Pläne im kommenden Jahresabschnitt in die Tat umzusetzen und anstehende Veränderungen zuzulassen.

Erinnere dich, Beifuß, was du verkündet hast,
was du bekräftigt hast bei der großen Verkündung.
Una heißt du, ältestes Kraut.
Du hast Macht für 3 und gegen 30,

du hast Macht gegen Gift und gegen fliegendes Gift,
du hast Macht gegen das Übel, das über Land fährt.
(aus dem Neunkräutersegen)

Bei den Druiden war der Beifuß eines der neun heiligen Kräuter gegen Unheil, Gift und bösen Zauber. Und so wie jegliche Wurz (Heilpflanze) nie ohne das Wort heilt, eine jede Medizin nie ohne Fürsorge und Liebe ihre volle Wirkung entfaltet, so erinnerten die Druiden den Beifuß mit diesem Segensspruch an seine heilende und schützende Aufgabe, die er erfüllen sollte.

Einst war der Beifuß der griechischen Göttin Artemis, Behüterin der Frauen und Kinder und Helferin bei der Geburt, geweiht. Zur Sommersonnwende wurde ein Gürtel aus Beifuß geflochten und von den Frauen um die Hüfte getragen. Ausgelassen tanzten die Frauen mit nichts bekleidet außer ihrem Gürtel um das lodernde Sonnwendfeuer und warfen diesen zuletzt zur Intensivierung seiner Wirkkraft in die heiße Glut. Schutz vor Unterleibskrankheiten, Kinderwunsch oder Verhütung einer Schwangerschaft waren die Wünsche, die sich hinter diesem Ritual verbargen.

Bei der Niederkunft der Frauen war Artemis als Beschützerin der Mütter in Form eines Büschel Beifuß anwesend, den die Hebamme der Gebärenden in die linke Hand drückte.

Wer Beifuß im Haus hat, dem kann der Teufel oder gar die Hex kein Schad nicht anhaben. Die Milch ließ sich buttern und aus den Eiern schlüpften gesunde Küken. Die Wurzel des Beifuß an die Tür genagelt, hielt Blitz und Feuer fern. Der Besen, gebunden aus Beifuß, kehrte Schmutz und Unrat aus dem Haus und verbreitete durch seine ätherischen Öle einen die Räume von Dämonen reinigenden Duft. Bis zur Entdeckung von Bakterien und Viren waren Dämonen und Würmer die Verursacher von Krankheit und Leid der Menschen. Bei so manchem Unheil steckte sozusagen der Wurm drin. Ohne Kenntnis von Bakterien und Viren und ohne biochemisches Wissen über die Wirkung ätherischer Öle kehrte das Besenkraut nicht nur Unrat hinaus, sondern sorgte darüber hinaus für ein gesünderes Raumklima.

Das ätherische Öl des Beifuß enthält Thujon. Thujon gehört zur chemischen Gruppe der Monoterpenketone und findet sich in mehr oder weniger großer Menge im ätherischen Öl der Thuja, des Wacholder, des Salbei, des Oregano und des Wermut.

Auf nackter Haut, so weiß die moderne Wissenschaft, werden ätherische Öle aus den Pflanzenteilen in den Körper aufgenommen und bewirken beim ätherischen Öl des Beifuß eine verstärkte Durchblutung und damit Durchwärmung des Beckenbereiches. Ob die aufgenommene Wirkstoffmenge aus dem Sonnwendgürtl reichte, um die Fruchtbarkeit zu erhöhen oder eine ungewollte Schwangerschaft zu verhindern, lässt sich heute aus verständlichen Gründen nicht nachweisen. Sicher belegt ist, dass jedwede Anwendung von Beifuß, sei es als Gewürz, Heilpflanze oder Duftöl, in der Schwangerschaft kontraindiziert ist.

—— Thujon in größeren Mengen führt zu Nervenschädigungen und Halluzinationen. Thujon ist der Grund, warum der Ausschank der alkoholischen Getränke Absinth und Grüne Fee verboten wurden. Aber das ist eine andere Geschichte.

—— Bleiben wir dennoch bei den kulinarischen Genüssen. Letztlich sollen laut Hippokrates unsere Nahrungsmittel unsere Heilmittel und umgekehrt sein. Am Martinstag geht es den Gänsen an den Kragen, hätten sie mal das Versteck des heiligen Martins nicht verraten. Und ohne Beifuß ist die Gans, die im Ofen brät, keine Martinsgans, sie würde ohne das Gänsekraut auch schwer im Magen liegen.

—— Denn die Bitterstoffe des Beifuß regen unsere Verdauungssäfte an und stärken unseren Körper für die letzte Arbeitsetappe des Jahresendzeitspurts, bevor die ruhige Zeit des Innehaltens beginnt.

Rainfarn
Tanacetum vulgare

Weitere Namen: Donnerkraut, Wurmkraut, Mottenkraut, Muttergottesstab

Familie der Korbblütengewächse

Wie der Name verrät, siedelt der Rainfarn zumeist an sonnigen Rainen und an Wegrändern. Zum ersten Mal bewusst ins Auge stach er mir auf meiner Fahrt nach Niederalteich, wo er mich kurz vor dem Ortsschild gemeinsam mit der wunderschönen Klosterkirche im Hintergrund zu Beginn meiner Ausbildung zur Kräuterpädagogin mit seinen intensiv gelben Röhrenblüten eifrig winkend willkommen hieß. Mit dem heutigen Kräuterwissen blicke ich zurück und frage mich, warum dieser Moment so einen bleibenden Eindruck hinterlassen hat. Als Beschrei- und Berufkraut war er damals keineswegs von Nöten, denn alle meine Miteiferinnen und Referenten waren alsbald ein fröhliches Herz und ein heilsames Seelenbalsam. Würmer hatten wir Dank der göttlichen Kost im Seminarhaus auch nicht. Und graue Motten und anderes Ungeziefer wurden sicherlich durch das Gekicher und das heitere Beisammensein vertrieben.

Vielleicht wollte mich der Rainfarn, dessen Anblick ich ob der schönen Zeit nicht vergessen werde, nur darauf

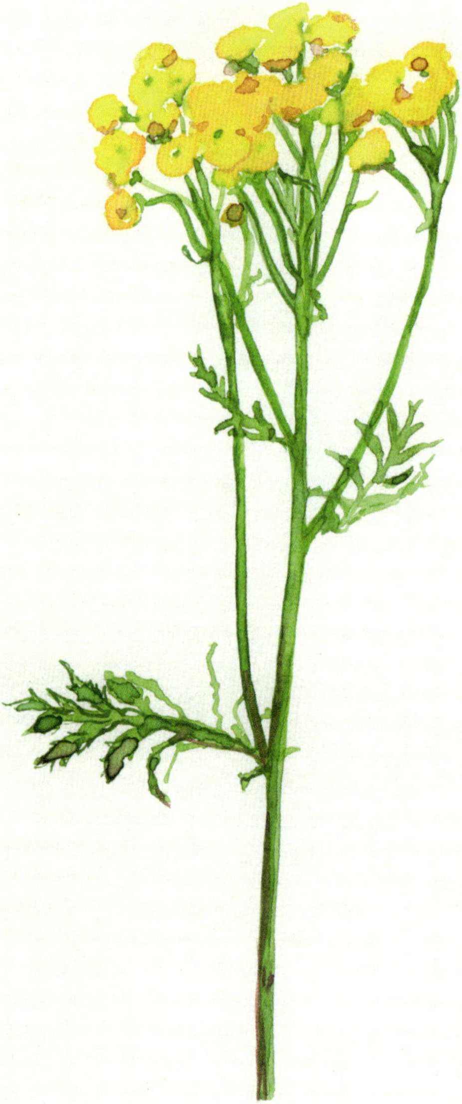

aufmerksam machen, wie spannend es sein kann, sich mit Pflanzen zu beschäftigen. Was ich durch sie erfahre und lerne, ist so viel mehr als nur Botanik, Bestimmung und Inhaltsstoffe. Ich tauche ein in die Geschichte unserer Vorfahren, erobere zumindest in Wort und Bild die Welt, versuche mit den Bräuchen und Ritualen der Jahreskreisfeste in dieser schnelllebigen Zeit mitzuhalten, destilliere wie in alten Zeiten mit einer Kupferdestille Rosenwasser und verwöhne meinen Gaumen mit den köstlichen Aromen der Wildkräuter und Gewürze. Und ich werde ruhiger und fühle mich mit dem Rhythmus der Natur verbunden.

—— Und auch Herr Rainfarn kann über viele spannende Themen referieren, wie zum Beispiel die Gruppe der Beruf- oder Beschreikräuter. Nein, es sind keine Kräuter für bestimmte Berufsgruppen, wie die Schafgarbe für den Zimmermann oder das von den Bergleuten verehrte Barbarakraut. Und wir sollten sie auch nicht anschreien, wenn sie nicht so gedeihen, wie wir uns das vorstellen. Das mögen weder sie noch die Nachbarn. Unter Beschreien und Berufen verstand man im Mittelalter heimliches und bösartiges Geflüster, Neid, falsche Freundlichkeit und überschwengliches Lob. Gerade die kräuterkundigen Frauen wurden oftmals selbst voller Neid und Argwohn von den freundlichsten Nachbarn dieser Missetaten verdächtigt. Sie stünden mit dem Teufel im Bunde und wären verantwortlich für Naturkatastrophen, Missernten, Hungersnöte und Krankheiten und überhaupt für alles, was den Menschen Leid und Not verursachte. Aus diesem Grund waren sogenannte Beschrei- und Berufkräuter als Abwehrmittel bei Jedermann sehr begehrt. Kränkelte ein Mensch ohne ersichtlichen Grund oder wollte ein Menschlein nicht so richtig gedeihen, wurden sie mit einem Sud aus einem der Berufkräuter gewaschen und das Waschwasser anschließend in den nächsten Bach oder Fluss gegossen, um so das Unheil abzuwenden. Meist waren es intensiv riechende Pflanzen wie der Rainfarn, die dafür verwendet wurden. Auch Beifuß, Baldrian, Liebstöckel, Gundermann, Knoblauch und die verschiedenen Arten des Berufskrautes (Erigeron) wurden hierfür verwendet. Prophylaktisch trug man diese Schutz- und Abwehrpflanzen auch als Amulett bei sich.

Aromatisch riechende Pflanzen wie der Rainfarn dienten außerdem als Streukräuter und wurden zur Abwehr von Motten, Läusen, Flöhen in der Wohnstatt und im Mobiliar verteilt. Rainfarn war früher ein gängiges Mittel gegen Wurmbefall und galt bei den Frauen als Abortivum. Im Volksmund hieß der Rainfarn auch Muttergottesstab und gehörte im Mittelalter in den Kräuterbuschen einer Hebamme. Verantwortlich für diese Wirkungen erwies sich hunderte Jahre später das ätherische Öl mit seinem hohen Gehalt an Thujon. Thujon wird unter anderem als Nervengift eingestuft, weswegen Rainfarn heute nicht mehr für die Selbstbehandlung empfohlen wird.

Holunder
Sambucus nigra

Weitere Namen: Deutscher Flieder, Holler

Familie der Geißblattgewächse

Rinde, Beere, Blatt und Blüte, jeder Teil ist Kraft und Güte. – Ich empfinde ihn als unheimlich. Ich respektiere ihn wie jedes Lebewesen, und ich weiß um sein heilerisches Können als Hausapotheke des einfachen Mannes. Und trotzdem wirkt er befremdlich auf mich. In seiner Aura werden Erinnerungen an geliebte Menschen wach, mit denen ich gerne mehr Lebenszeit verbracht hätte, und die der Tod zu früh von mir nahm. Nun kann ich sie nicht mehr in meine Arme schließen. Vielleicht kommen diese Gefühle der Trauer gerade jetzt hoch, weil ihre Seelen durch ihn als Tor in die Anderswelt zu Frau Holle gegangen sind. Es tröstet mich ein wenig zu wissen, dass sie durch dieses Tor auch wieder auf diese Welt kommen werden.

___ Dass bei ihm Gnome, Kobolde und Zwerge hausen, heitert mich nur wenig auf. Gerade Zwerge empfinde ich als hälenga. Ich meine, wer mag schon Gartenzwerge. Manch ein Gartenzwerg wird sogar hinterrücks mit einem Messer erstochen. Für alle Nicht-Schwaben,

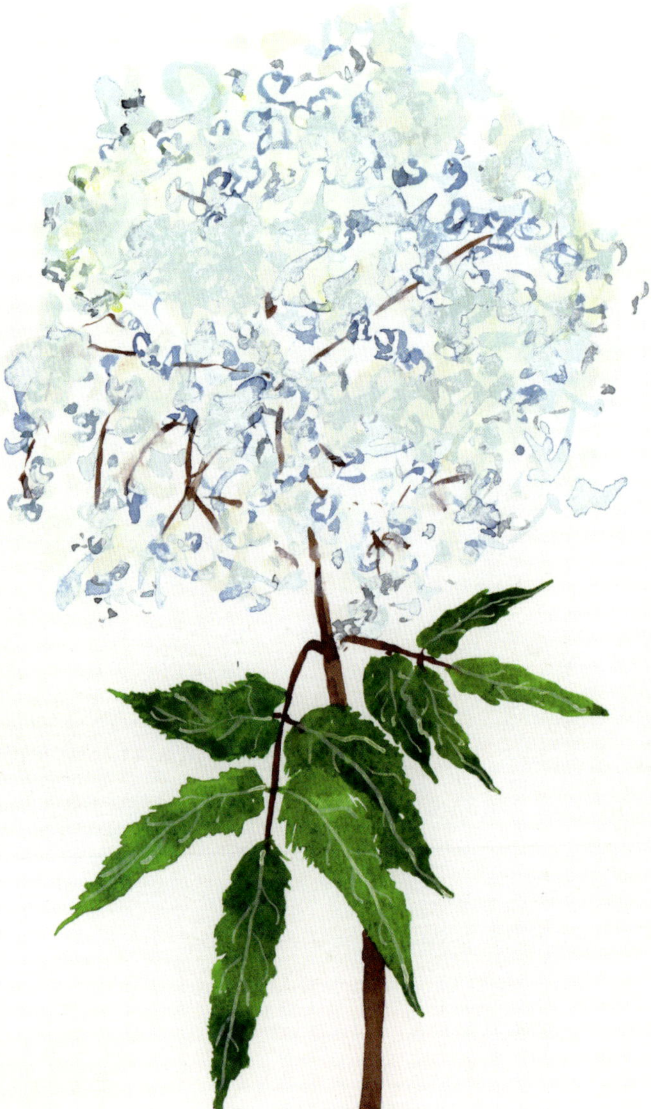

hälenga bedeutet hinterhältig und scheinheilig. Scheinheiligkeit wird auch dem Holunder nachgesagt, blüht er doch einerseits mit lieblichem Duft, trägt allerdings im Herbst faulig riechende Früchte.

Und wenn ich schon hier bin, beim alten, griesgrämig dreinblickenden Holunder, dessen Rinde bereits ganz rissig ist, spreche ich auch zu dir, lieber Elfenkönig, der du zur Sommersonnenwende durch den Holunder zu uns Menschen kommst und dich in einer Sänfte tragen lässt. Kannst du nicht auf deinen eigenen Beinen gehen und mit den Kindern tanzen, die unter dem Hollerbusch auf dich warten? Würde deiner Gesundheit bestimmt nicht schaden, denn in meiner Fantasie bist du ein dickbäuchiger und ungnädiger kleiner Herrscher.

In das Märchen von Frau Holle kann ich mich auch nicht wirklich einfühlen, das mag wohl die Rebellin in mir sein. Nur wenn man stets ordentlich und fleißig ist, erfährt man Glück und Reichtum. Danke, kann ich da nur sagen. Es fällt mir nach einer anstrengenden Arbeitswoche eh schon schwer, einmal nicht das eigene Reich auf Hochglanz zu polieren. Einfach nur dasein und genießen können, das wäre fein. Besonders in Anbetracht der Tatsache, dass unser Leben auf dieser Welt von Endlichkeit ist. Aber Frau Holle mahnt zu Fleiß und Ordnung.

Im Grunde genommen sollte mir der Holunder leidtun. Trotz seiner Heilkraft, wenn man die Giftigkeit seiner ungekochten Früchte, seiner Blätter und seiner Rinde außenvor lässt, ist er mit so viel negativer Energie behaftet. Vielleicht sollte ich meine Trauer beiseiteschieben und ihm eine zweite Chance geben. Wie Maria, die sich nichts aus dem üblen Gerede machte und einfach die Windeln des Jesuskindes auf seinen Zweigen trocknete. Als Dank für ihre liebevolle Zuwendung schützte er sie dafür nämlich vor einem Gewitter. Beim nächsten Wiedersehen gehe ich voller guter und liebevoller Gedanken zum Holunder und schmücke ihn mit bunten Fahnen. Vielleicht geht es uns dann beiden besser. Und wer mich kennt, der weiß, dass ich das tun werde.

Gewöhnlicher Wurmfarn

Dryopteris filix-mas

Weitere Namen: Bandwurmfarn, Wanzenkraut

Familie der Wurmfarngewächse

Es ist wieder Manic Monday. Trotz der vielen Wünsche für einen guten Start in die Woche, die wir uns in dunkler Vorahnung zukommen lassen, hängen die Probleme und Krisen bereits in einer dunklen Wolke ungeduldig in der Luft. Sie haben wahrscheinlich das Wochenende genutzt, um sich Herausforderungen für unser menschliches Dasein auszudenken. Da steckt einfach der Wurm drin. Außer zurück ins Bett zu gehen, gibt es einen weiteren, garantiert sicheren Lösungsweg aus dieser Situation. Und vorweg bemerkt, sich den Problemen gänzlich nicht zu stellen, ist kein lösungsorientiertes Verhalten. Die Strategie ist folgende: wir machen uns zunächst unsichtbar und verschaffen uns auf diesem Weg Zeit und Ruhe, um konstruktive Lösungen zu finden. Zurück am Arbeitsplatz haben sich dann sicherlich die Hälfte der Probleme von selbst gelöst.

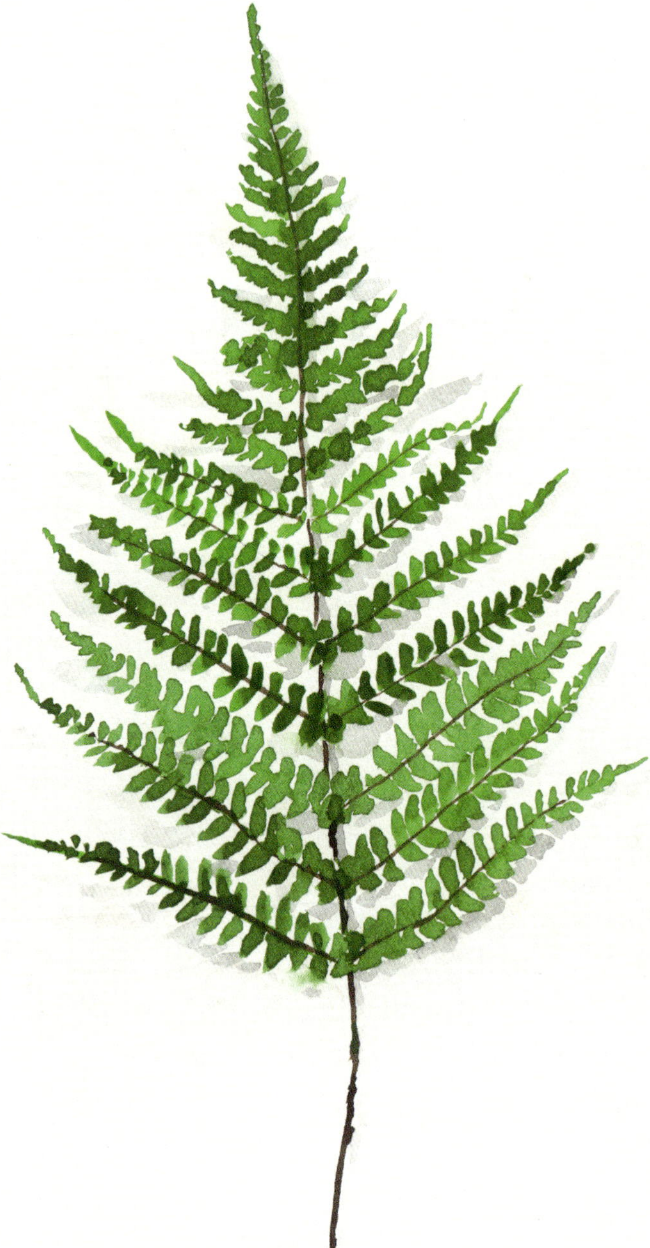

___ Wie erfolgt die Umsetzung der Strategie? Am Abend vor der Johanninacht, der 23. Juni, 21 Uhr als Termin festhalten, geht man schweigend in den Wald zu den Wurmfarnen und steckt sieben Kreuze aus grünen Holunderzweigen kreisförmig um diese herum in die Erde. Man entledigt sich dann seiner Kleider und legt ein weißes Hemd:Bluse unter die Farnwedel. Anschließend versteckt man sich, da nun pudelnackig, wohl besser hinter den Sträuchern und verbringt dort wachend die Nacht. Am anderen Morgen findet man den kostbaren Samen des Wurmfarns auf dem weißen Hemd:Bluse. Diesen Samen bewahrt man lichtgeschützt und gut verschlossen in einer kleinen Dose auf. Ein oder zwei Samen zum Wochenstart in den Schuh und schon ist man unsichtbar. Unbedingt den vorgemerkten Termin einhalten, denn nur einmal im Jahr in exakt der Nacht auf Johanni blüht der Farn und bringt Samen in die Welt.

___ Nur leider, wo ein Gutes, da auch ein Haken. Beim Sammeln der Samen sollte man die Vorschriften präzise einhalten, sonst gerät man in die Klauen des Teufels. Außerdem warne ich vor dem Erwerb von Samen im Internet. Diese werden meist von unseriösen Anbietern wie fahrenden Händler und Theriakkrämern angeboten, die bereits im Mittelalter unter dem Boom des Aberglaubens hohe Gewinne mit der Leichtgläubigkeit ihrer Kunden durch den Verkauf von Farnsamen erwirtschafteten.

Was mir stets ein ungelöstes Rätsel bleiben wird, ist die Fähigkeit mancher Kolleg:innen, sich in Krisensituationen ohne magische Fachkenntnisse in Luft auflösen zu können …

—— Bei Hildegard von Bingen finden wir: Der Farn habe so große Kraft in sich, dass ihn sogar der Teufel fliehe. Dort, wo der Farn wachse, übe der Teufel seine höllischen Künste nur selten aus, und das Haus, wo er aufbewahrt wird, sei vor dem Blitzschlag sicher. Auch in das Bett der Wöchnerin solle man Farn legen und in die Wiege des Neugeborenen, damit sie von den Ränken des Teufels verschont blieben. Als universelle Abwehrpflanze ist der Wurmfarn ein Must be inside in den Kräuterbuschen zu Maria Himmelfahrt, auch wenn er wegen seiner Giftigkeit in der Hausapotheke keineswegs innerlich zur Selbstmedikation gegen Würmer verwendet werden sollte.

Tollkirsche

Atropa Bella Donna

Weitere Namen: Schlafkraut, Hexenkraut, Tollbeere, Wutbeere, Schlangenbeere

Familie der Nachtschattengewächsen

In Bann ziehender Blütenschlund
Giftschwarze süße Frucht

Atropa Bella Donna

Glänzende Verführung?
Lebe Deine wilde Seite
Ungeschminkte Nacktheit
Wer war Eva?
Verführte oder sündhafte Verführerin?
Dunkle Schatten der Nacht
Hexensalben und Adlerschwingen
Teuflische Tollheit

Fordere Atropa nicht heraus!
Denn alle Dinge sind Gift, und nichts ist ohne Gift.

Sei umsichtig mit allem!
Denn allein die Dosis machts,
dass ein Ding kein Gift sei.

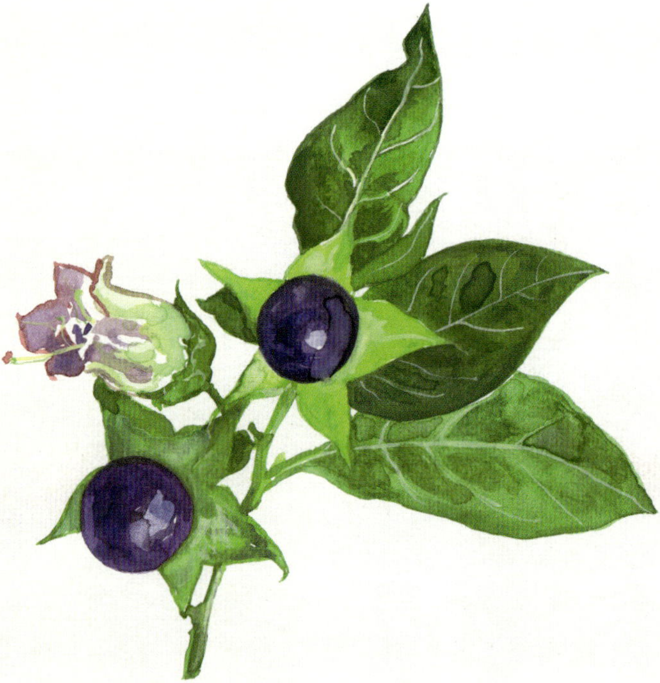

Wisse von der Natur!
Parasympatholytisches Atropin
Schmerzstillend und Beruhigend

Heilend und heilig
Wer war Maria?
Demut und Fürsorge

Aus vielem wird eins in Liebe.

Auch wenn Giftpflanzen uns verführerisch zuzwinkern, bewundern wir sie immer nur mit den Augen. Wenn wir bei ihnen verharren, raunen sie uns je nach Tageslaune ihre Mythen und Geschichten ins Ohr. Von Bella Donna bekam ich diese Impulse zum Nachdenken und um mich intensiver damit zu beschäftigen. Angefangen von der Schulmedizin, über die Zeit der Hexenverfolgungen bis zur Rolle der Frau in einem patriarchalen Weltbild, werden die gewonnenen Erkenntnisse mein Leben in Liebe zu den Pflanzen sicherlich bereichern.

Literatur zum Teil von Nadine Stegelmeier

Viele der alten Brauchtümer und Märchen wurden mir mündlich zugetragen. Ich bedanke mich bei den geduldigen Erzählern, die es auf diese Art ermöglichen, den Brauchtumsschatz zu wahren. Ich übernehme keine Garantie für eine Richtigkeit oder Vollständigkeit der überlieferten Brauchtümer. Oftmals variieren diese Erzählungen von Region zu Region oder unterlagen im Laufe der Jahre Veränderungen und Umdichtungen.

Bächtold-Stäubli, Hans/Hoffmann-Krayer, Eduard (Hrsg.): Handwörterbuch des deutschen Aberglaubens. Bände 1–10. Nachdruck der Ausgabe Berlin/Leipzig, 1936/1937 (Originalausgabe), Berlin/New York, 1986/1987.

Becker-Huberti, Manfred: Feiern, Feste, Jahreszeiten – Lebendige Bräuche im ganzen Jahr – Geschichte und Geschichten, Bilder und Legenden, Freiburg, 2001.

Becker-Huberti, Manfred: Kerzen, Kräuter, Rosenkranz. Marienbrauchtum im Kirchenjahr, Leipzig, 2009.

Binder, Egon M.: Alte Bräuche – frohe Feste zwischen Donau, Inn und dem Bayerwald, Passau, 1994.

Courtenay, Elfie: Heilkräuter. Überliefertes Wissen für Hausapotheken und Küche, Murnau a. Staffelsee, 2017.

Kirchhoff, Hermann: Christliches Brauchtum. Feste und Bräuche im Jahreskreis, München, 2004.

Kirchhoff, Hermann: Christliches Brauchtum von Advent bis Ostern, München, 1984.
Moser, Dietz-Rüdiger: Bräuche und Feste im kirchlichen Jahreslauf, Graz, 1993.
Nellesen, E.: Das Kind und seine Mutter, Stuttgart, 1969.
Stegelmeier, Nadine: Rauhnächte – Die schönsten Rituale, Stuttgart, 2018.
Schmitt, Jean-Claude: Heidenspaß und Höllenangst. Aberglauben im Mittelalter, Frankfurt/New York, 1994.
Veit/Lenhart: Kirche und Volksfrömmigkeit im Zeitalter des Barocks, Freiburg, 1956.
Woll, Johanna: Feste und Bräuche im Jahreslauf, Stuttgart, 1995.

Internetquellen

Die schönen Mariensagen waren zu finden auf:
https://www.marianisches.de
https://www.raeucherwerk-ratgeber.com/anleitung-raeuchern/
https://www.mondfee.de/raeucherwerk-wirkung/
https://www.raeucherwerk-ratgeber.com/
https://www.brauchtum.de
https://festjahr.de

Literatur zum Teil von Dr. Juliane Daniel

Bäumler, Siegfried: Heilpflanzen Praxis heute Band 1, München 2012.
Beiser, Rudi: Vergessene Heilpflanzen, München 2017.
Beuchert, Marianne: Symbolik der Pflanzen, Frankfurt am Main 2004.
Heilmeyer, Marina: Die Sprache der Blumen, München 2019.
Kalbermatten, Roger und Hildegard: Pflanzliche Urtinkturen, München 2016.
Müller-Ebeling, Claudia; Rätsch, Christian; Storl, Wolf-Dieter: Hexenmedizin, Aarau, Schweiz 2015.
Scherf, Gertrud: Zauberpflanzen Hexenkräuter – Mythos und Magie heimischer Wild- und Kulturpflanzen, München 2014.
Rätsch, Christian: Enzyklopädie der psychoaktiven Pflanzen, Aarau, Schweiz 1998.
Widauer, Simone: Marienpflanzen – Der geheimnisvolle Garten Marias in Symbolik, Heilkunde und Kunst, München 2009.

Internetquellen
www.gaissmayer.de/web/welt/ratgeber/einblicke/symbolpflanzen/sprache/
https://werde-magazin.de/blog/2019/02/14/urapfel-kasachstan/
https://tma-bensberg.de/maria-in-der-kunst-die-bedeutendsten-marienpflanzen/